Kleinwuchs bei Kindern und Jugendlichen -
Aktuelle Aspekte zur Diagnostik und Therapie

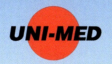

UNI-MED Verlag AG
Bremen - London - Boston

Bettendorf, Markus:
Kleinwuchs bei Kindern und Jugendlichen - Aktuelle Aspekte zur Diagnostik und Therapie/
Markus Bettendorf.-
1. Auflage - Bremen: UNI-MED, 2009

© 2009 by UNI-MED Verlag AG, D-28323 Bremen,
International Medical Publishers (London, Boston)
Internet: www.uni-med.de, e-mail: info@uni-med.de

Printed in Europe

Das Werk ist urheberrechtlich geschützt. Alle dadurch begründeten Rechte, insbesondere des Nachdrucks, der Entnahme von Abbildungen, der Übersetzung sowie der Wiedergabe auf photomechanischem oder ähnlichem Weg bleiben, auch bei nur auszugsweiser Verwertung, vorbehalten.

Die Erkenntnisse der Medizin unterliegen einem ständigen Wandel durch Forschung und klinische Erfahrungen. Die Autoren dieses Werkes haben große Sorgfalt darauf verwendet, daß die gemachten Angaben dem derzeitigen Wissensstand entsprechen. Das entbindet den Benutzer aber nicht von der Verpflichtung, seine Diagnostik und Therapie in eigener Verantwortung zu bestimmen.

Geschützte Warennamen (Warenzeichen) werden nicht besonders kenntlich gemacht. Aus dem Fehlen eines solchen Hinweises kann also nicht geschlossen werden, daß es sich um einen freien Warennamen handele.

UNI-MED. Die beste Medizin.

In der Reihe UNI-MED SCIENCE werden aktuelle Forschungsergebnisse zur Diagnostik und Therapie wichtiger Erkrankungen "state of the art" dargestellt. Die Publikationen zeichnen sich durch höchste wissenschaftliche Kompetenz und anspruchsvolle Präsentation aus. Die Autoren sind Meinungsbildner auf ihren Fachgebieten.
Wir danken folgenden Mitgliedern unseres Ärztlichen Beirats für die engagierte Mitarbeit an diesem Buch: Dr. Thomas Hoppen, Dr. Katja Langenhan, Priv.-Doz. Dr. Erik Michel, Dr. Margit Tönneßen und Dr. Margarete Wagner.

Vorwort und Danksagung

Der Kleinwuchs ist definiert als eine Körpergröße unterhalb der 3. Perzentile und/oder einer Wachstumsgeschwindigkeit unterhalb der 25. Perzentile des populationsspezifischen Referenzkollektivs. Definitionsgemäß gelten damit 3 % einer Population als kleinwüchsig. Eine Angabe zur Häufigkeit einer Wachstumsstörung lässt sich hieraus nicht ableiten, sondern es verdeutlicht, dass der Kleinwuchs primär auch als Kontinuum der normalen Entwicklung verstanden werden muss. Eine pathologische Längenwachstumsentwicklung im engeren Sinn besteht bei einer Wachstumsgeschwindigkeit unterhalb der 25. Perzentile. Die Wachstumsstörung repräsentiert zunächst immer eine Pathologie, die differenziert evaluiert werden muss und diagnostisch zugeordnet werden sollte. Viele Erkrankungen gehen mit einem Kleinwuchs oder einer Wachstumsstörung als Haupt- oder Nebensymptom einher. Neben Normvarianten des Wachstums existieren primäre und sekundäre Formen des Kleinwuchses.

Der Kleinwuchs und die Wachstumsstörung bewirken als Symptome oft einen erheblichen Leidensdruck bei dem Betroffenen und seinen Angehörigen. Die konsultierten Ärzte müssen daher zunächst die individuellen Körpermaße des Kindes oder Jugendlichen vor dem Hintergrund der elterlichen Körpergrößen und der spezifischen Referenzen einordnen, objektivieren und gegebenenfalls auch relativieren.

Das Ziel der diagnostischen Abklärung und der differentialdiagnostischen Überlegungen muss die eindeutige Zuordnung des Kleinwuchses und der Wachstumsstörung zu einer Diagnose sein, denn nur so lässt sich eine sinnvolle Therapie planen und umsetzen. Nicht jede Form des Kleinwuchses erfordert eine Therapie und nicht für jede Wachstumsstörung ist eine Therapie verfügbar. Im Vordergrund steht zunächst immer die Behandlung der Grunderkrankung und nicht der symptomatische Therapieansatz.

Dieses Buch soll aktuell aus klinischer Sicht über die sinnvolle Diagnostik und spezielle Therapie des Kleinwuchses informieren. Insbesondere werden die zugelassenen Indikationen für die Behandlung mit rekombinantem Wachstumshormon und IGF-I besprochen und die jeweiligen Besonderheiten hervorgehoben. So soll eine realistische Einschätzung der Behandlung von Wachstumsstörungen ermöglicht werden und damit eine rationale Grundlage zur praktischen Umsetzung dieser differenzierten Therapie zum Wohle der Patienten geschaffen werden.

Heidelberg, im Mai 2009 *Markus Bettendorf*

Autoren

Prof. Dr. Markus Bettendorf
Sektion Pädiatrische Endokrinologie und Diabetologie
Kinderheilkunde I
Zentrum für Kinder- und Jugendmedizin
Universitätsklinikum Heidelberg
Im Neuenheimer Feld 430
69120 Heidelberg

Dr. Daniela Kiepe
Sektion Pädiatrische Endokrinologie und Diabetologie
Kinderheilkunde I
Zentrum für Kinder- und Jugendmedizin
Universitätsklinikum Heidelberg
Im Neuenheimer Feld 430
69120 Heidelberg

Dr. Sabine Knauer-Fischer
Sektion Pädiatrische Endokrinologie und Diabetologie
Kinderheilkunde I
Zentrum für Kinder- und Jugendmedizin
Universitätsklinikum Heidelberg
Im Neuenheimer Feld 430
69120 Heidelberg

Priv.-Doz. Dr. Joachim Wölfle
Pädiatrische Endokrinologie und Diabetologie
Abteilung Allgemeine Pädiatrie
Zentrum für Kinderheilkunde
Rheinische Friedrich-Wilhelms-Universität
Adenauerallee 119
53113 Bonn

Inhaltsverzeichnis

1.	**Einleitung**	**12**
1.1.	Normales Wachstum	12
1.2.	Auxologie	13
1.3.	Standard Deviation Score (SDS)	14
1.4.	Berechnung der genetischen Zielgröße nach Tanner	16
2.	**Physiologie und Pathophysiologie des Wachstums**	**18**
2.1.	Allgemeine Grundlagen	18
2.2.	Pränatales und infantiles Wachstum (infancy phase)	19
2.3.	Wachstum in der Kindheit (childhood phase)	22
2.4.	Wachstum in der Pubertät (puberty phase)	22
2.5.	Die Wachstumshormon-IGF-I-Achse	24
2.6.	Aktivierung intrazellulärer Signalkaskaden durch Wachstumshormon	25
2.7.	Endokrine, parakrine und autokrine Regulation des Wachstums	27
2.8.	Die Wachstumsfuge als Vermittler des Längenwachstums	29
2.9.	Genetische Einflüsse auf das Wachstum	30
2.10.	Säkularer Trend von Wachstum	30
3.	**Kleinwuchs und Wachstumsstörung**	**34**
3.1.	Definitionen	34
3.2.	Ätiologie und Pathogenese des Kleinwuchses	34
3.3.	Symptome der Wachstumsstörung	37
4.	**Diagnostik des Kleinwuchses**	**40**
4.1.	Diagnostik des Wachstumshormon-Mangels	43
4.2.	Diagnostik des IGF-I-Mangels	45
5.	**Therapie des Kleinwuchses**	**48**
5.1.	Therapie des Kleinwuchses mit Wachstumshormon	48
5.2.	Therapie des Wachstumshormon-Mangels	49
5.2.1.	Therapie des Wachstumshormon-Mangels in der Pubertät	51
5.2.2.	Therapie des Wachstumshormon-Mangels nach Abschluss der Pubertät in der Adoleszenz	54
5.3.	Behandlung des Kleinwuchses als Folge einer intrauterinen Wachstumsverzögerung (SGA)	56
5.4.	Behandlung des Kleinwuchses im Rahmen des Ullrich-Turner-Syndroms (UTS)	59
5.5.	Behandlung des Kleinwuchses bei SHOX-Defizienz *(short stature homebox gene)*	63
5.6.	Wachstumshormon-Behandlung beim Prader-Labhardt-Willi-Syndrom (PWS)	65
5.7.	Wachstumshormon-Behandlung des Kleinwuchses als Folge einer chronischen Niereninsuffizienz	68
5.8.	Nebenwirkungen der Wachstumshormon-Therapie	72
5.9.	Behandlung mit rekombinantem IGF-I	72

6.	Anschriften von Fachgesellschaften, Selbsthilfegruppen und Internet-Links	78
7.	Literatur	80
8.	Abkürzungen	86
	Index	87

Einleitung

1. Einleitung

Die Körpergröße und das Gewicht eines Kindes sind wesentliche Indikatoren für seine generelle Gesundheit und sein Wohlbefinden. Ein altersentsprechendes Größenwachstum und eine adäquate Gewichtszunahme spiegeln dementsprechend das normale Gedeihen wieder.

Die Körpergröße und das Wachstum werden vor und nach der Geburt von zahlreichen exogenen und endogenen Faktoren beeinflusst. Voraussetzungen für einen normalen Wachstumsverlauf sind eine ausgewogene und ausreichende Ernährung, ein intaktes soziales Umfeld sowie das Fehlen chronischer Erkrankungen, aber auch familiäre und genetische Faktoren.

Der Kleinwuchs kann die erste Manifestation einer bisher unerkannten Erkrankung darstellen, die angeboren oder erworben sein kann. Das frühzeitige Identifizieren der Wachstumsstörung und konsekutiv die akkurate diagnostische Abklärung sind die Voraussetzungen für eine adäquate Therapie. Ein früher Behandlungsbeginn ermöglicht die Normalisierung der Körpergröße in der Kindheit, eine Verbesserung der Lebensqualität und das Erreichen einer normalen Erwachsenengröße.

1.1. Normales Wachstum

Die durchschnittliche Körperlänge bei Geburt beträgt 51 cm (Streubreite 46-54 cm) und unterscheidet sich unwesentlich zwischen Jungen und Mädchen. Nach der Geburt verläuft die Längenwachstumsentwicklung nicht linear. Nach einem beschleunigten Wachstum in den ersten beiden Lebensjahren (10-25 cm/Jahr) nimmt die Wachstumsrate im Kleinkindes- und Schulkindesalter (6-8 cm/Jahr) ab, erreicht vor der Pubertät ein Minimum und steigt in der Pubertät nochmals deutlich an (Mädchen 6-8 cm/Jahr, Jungen 6-10 cm/Jahr).

In den ersten Lebensjahren beeinflussen Ernährung und allgemeine Gesundheit wesentlich das Wachstum, während im Kindesalter der Einfluss der Schilddrüsenhormone, des Wachstumshormons und des Kortisols überwiegt. In der Pubertät bedingen dann die Sexualsteroide, Östradiol beim Mädchen und Testosteron beim Jungen, den pubertären Wachstumsspurt.

Der Pubertätsbeginn ist bei Mädchen (10 Jahre) im Vergleich zu dem bei Jungen (12 Jahre) früher und ihr pubertärer Wachstumsspurt tritt bereits in der ersten Hälfte der Pubertät auf und ist weniger stark ausgebildet. Die Differenz der Erwachsenengröße von Männern und Frauen beträgt durchschnittlich 13 cm. Die größere Körperhöhe von Männern erklärt sich durch eine zeitlich länger dauernde Wachstumsphase vor der Pubertät und einen ausgeprägteren Wachstumsspurt in der Pubertät, der bei den Jungen erst in der zweiten Hälfte der Pubertätsentwicklung auftritt.

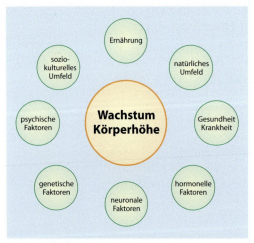

Abb. 1.1: Einflüsse auf das Wachstum und die Körperhöhe (nach Kiess 1999).

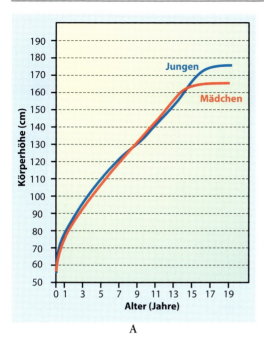

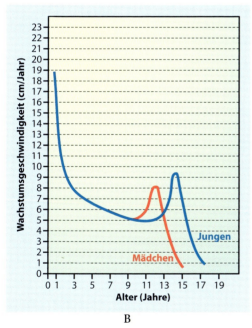

Abb. 1.2: 50. Perzentilen für die Körperhöhe (**A**) und die Wachstumsgeschwindigkeit (**B**) von Mädchen und Jungen. Die mittlere Differenz der Körperhöhen von Frauen und Männern entspricht 13 cm.

Die Längenwachstumsentwicklung wird von einer charakteristischen Änderung der Körperproportionen begleitet. Beim Neugeborenen ist der Rumpf im Verhältnis zu den Extremitäten länger. Im Verlauf des Wachstums kehrt sich dieses Verhältnis zugunsten der Extremitäten, so dass in der Adoleszenz die Ratio von Oberkörper (Sitzhöhe) zu Unterkörper (Beinlänge) ≤1 beträgt und der Armspann der Körperhöhe entspricht (☞ Abb. 1.3). Das Verhältnis von Sitzhöhe zu Beinlänge ist erhöht bei Skelettdysplasien, die durch einen dysproportionierten Habitus charakterisiert sind. Bei einer Tempoveränderung des Längenwachstums, die als Verlangsamung im Rahmen der *Pubertas tarda* oder der konstitutionellen Entwicklungsverzögerung von Wachstum und Pubertät auftritt, verändern sich die Körperproportionen zugunsten der Extremitäten, das heißt bei spätem Pubertätseintritt sind diese dann verhältnismäßig lang.

1.2. Auxologie

Die Auxologie (von griechisch *auxo*: ich vermehre, lasse wachsen) ist die Lehre vom Wachstum der Kinder. Die Instrumente der Auxologie zur Beurteilung der Längenwachstumsentwicklung sind die populationsspezifischen Perzentilenkurven für Größe, Gewicht, Kopfumfang und Wachstumsgeschwindigkeit. Neben den absoluten Körpermaßen gehören auch die Körperproportionen durch Bestimmung der Sitzhöhe und des Armspanns zur auxologischen Diagnostik.

Die regelmäßige, reproduzierbare Messung der Körperlänge (Messung im Liegen in den ersten zwei Lebensjahren) beziehungsweise der Körperhöhe (Messung im Stehen ab dem 3. Lebensjahr) mittels exakter Messgeräte (Stadiometer) und des Körpergewichts bildet die Grundlage zur reproduzierbaren Beurteilung der Gewichts- und Längenwachstumsentwicklung eines Kindes. Die Messwerte werden zur Beurteilung und Interpretation in populationsspezifische Perzentilenkurven (Deutsches Normalkollektiv: Referenzkurven nach Brandt, Reinken und van Oost) eingetragen (☞ Abb. 1.4-1.7).

Ein gesundes Kind wächst, unabhängig von der absoluten Größenperzentile, parallel zu den Referenzperzentilen für die Körperlänge bzw. für die Körperhöhe, in der Regel zwischen der 3. und 97. Perzentile; das bedeutet aber auch, dass 3 % der Referenzpopulation noch unterhalb der 3. Perzentile und 3 % oberhalb der 97. Perzentile liegen.

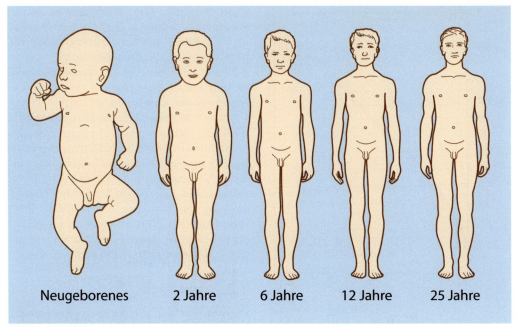

Abb. 1.3: Körperproportionen in der Entwicklung vom Neugeborenen bis zum Erwachsenen.

Aus der Differenz zweier Messungen der Körperlänge beziehungsweise der Körperhöhe im Abstand von 6-12 Monaten errechnet sich die Wachstumsgeschwindigkeit (cm/Jahr); kürzere Abstände zur Berechnung sind nur in Ausnahmefällen sinnvoll und lassen lediglich einen Trend erkennen. Die Wachstumsgeschwindigkeit eines gesunden Kindes liegt zwischen der 25. und 75. Perzentile; dies entspricht dann im Zeitverlauf einem parallelen Wachstum in den Perzentilen für die Körperlänge bzw. Körperhöhe.

1.3. Standard Deviation Score (SDS)

Der *Standard Deviation Score* (SDS; Z-Score) wurde in der Auxologie eingeführt, um Messungen populationsspezifisch, alters- und geschlechtsunabhängig ausdrücken zu können. Der Mittelwert der Referenzpopulation wird von dem Messwert subtrahiert und anschließend durch die entsprechende Standardabweichung dieses Mittelwertes dividiert. Die 50. Perzentile entspricht einem SDS 0. Der Referenzbereich reicht entsprechend von SDS−2 bis SDS+2. Diese mathematische Umrechnung ermöglicht eine einfachere Beurteilung des individuellen Wachstumsverlaufs und den interindividuellen Vergleich von Wachstumsverläufen mehrerer Kinder, auch unterschiedlichen Geschlechts, oder spezieller Gruppen von Patienten. 1 SDS entspricht etwa 6 cm.

1.3. Standard Deviation Score (SDS)

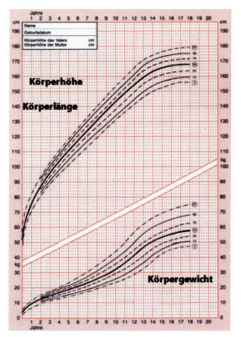

Abb. 1.4: Perzentilenkurven für die Körpergröße und das Gewicht für Mädchen (Deutsches Normalkollektiv: Referenzkurven nach Brandt, Reinken und van Oost).

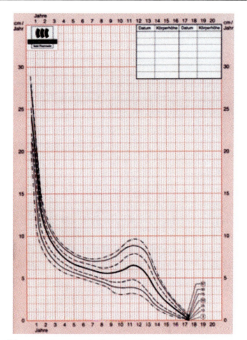

Abb. 1.6: Perzentilenkurven für die Wachstumsgeschwindigkeit bei Mädchen (Deutsches Normalkollektiv: Referenzkurven nach Brandt, Reinken und van Oost).

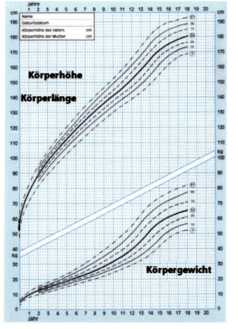

Abb. 1.5: Perzentilenkurven für die Körpergröße und das Gewicht für Jungen (Deutsches Normalkollektiv: Referenzkurven nach Brandt, Reinken und van Oost).

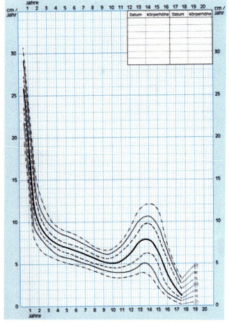

Abb. 1.7: Perzentilenkurven für die Wachstumsgeschwindigkeit bei Jungen (Deutsches Normalkollektiv: Referenzkurven nach Brandt, Reinken und van Oost).

1.4. Berechnung der genetischen Zielgröße nach Tanner

Neben der aktuellen Größe sind sowohl die Wachstumsgeschwindigkeit als auch die Größe der Eltern zur Bewertung der Wachstumssituation von entscheidender Bedeutung. Die genetische Zielgröße nach Tanner errechnet sich aus der mittleren Elterngröße; hierzu werden bei Jungen 6,5 cm addiert, bei Mädchen 6,5 cm subtrahiert. Familienuntersuchungen haben die große Übereinstimmung der Körpergrößen von Eltern und Kindern nachweisen können. Diese Korrelation nimmt im Verlauf der Kindheit zu (☞ Abb. 1.8).

Die Längenwachstumsentwicklung eines Kindes verläuft idealerweise parallel zu und an seiner Zielgrößenperzentile unter Berücksichtigung einer individuellen Streubreite von ± 10 cm.

$$\frac{KH_{Vater}[cm] + KH_{Mutter}[cm]}{2} - 6,5\ cm$$

Formel für Mädchen. KH = Körperhöhe.

$$\frac{KH_{Vater}[cm] + KH_{Mutter}[cm]}{2} + 6,5\ cm$$

Formel für Jungen. KH = Körperhöhe.

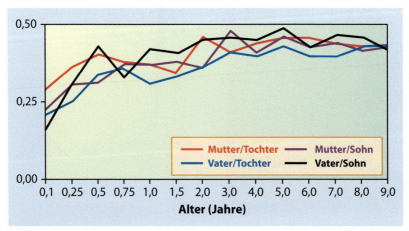

Abb. 1.8: Korrelation der Körpergrößen von Mutter und Vater jeweils mit den Körpergrößen von Tochter und Sohn (nach Tanner et al. 1970).

Physiologie und Pathophysiologie des Wachstums

2. Physiologie und Pathophysiologie des Wachstums

2.1. Allgemeine Grundlagen

Ein zentrales Charakteristikum der Kindheit ist das in verschiedenen Altersgruppen unterschiedlich ausgeprägte Längenwachstum. Es ist die Folge einer Vielzahl von geordneten und ungeordneten Zellteilungen, von Zellwachstum und Zelldifferenzierung. Die Abfolge und Steuerung von Wachstumsvorgängen, und damit die körperliche Entwicklung, werden durch endogene und exogene Faktoren beeinflusst. Wichtige endogene Stellgrößen des Wachstums sind ethnischer und genetischer Hintergrund eines Individuums. Diese stehen in Wechselwirkung mit äußeren Faktoren wie Ernährung, psychosozialem Umfeld und ökonomischer Situation. Der Zeitpunkt der Geburt stellt dabei nicht den Beginn, sondern eine Fortsetzung fetaler Wachstumsvorgänge unter geänderten Einflussgrößen des Wachstums als Reaktion auf eine neue Umgebung dar.

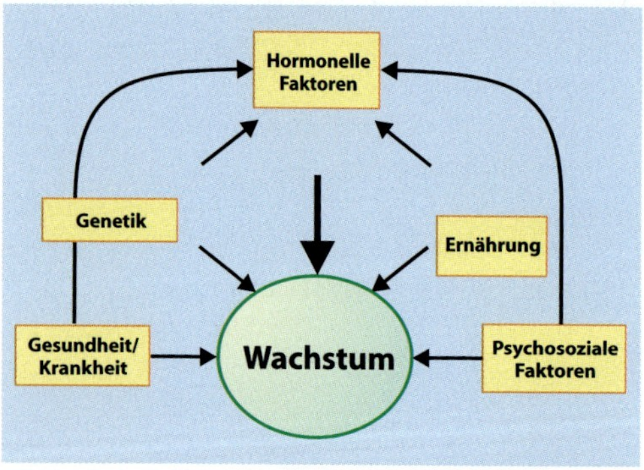

Obwohl postnatales Wachstum dieser außerordentlich komplexen Regulation unterliegt, lässt sich das Wachstumsverhalten von Kindern im Allgemeinen erstaunlich präzise vorhersagen. Eine Abweichung des kindlichen Wachstums von dem für das Individuum vorgezeichneten Wachstumsverhalten kann erstes Anzeichen einer großen Spannbreite von Erkrankungen sein, die sowohl hormonelle als auch nichthormonelle Störungen beinhalten. Eine präzise und regelmäßige Erfassung kindlichen Wachstums stellt somit eine wichtige Aufgabe des Pädiaters dar.

Das Wachstum im Kindesalter ist kein gleichförmiger Prozess, sondern es durchläuft verschiedene Phasen, die durch unterschiedliche innere und äußere Faktoren beeinflusst werden. Zur Bewertung auxologischer Parameter eines Kindes kann das ICP-Modell (ICP = *infancy - childhood - puberty*) von Karlberg herangezogen werden. Hiernach wird kindliches Wachstum schematisch in drei Phasen mit jeweils unterschiedlicher Wachstumsdynamik unterteilt: die des Säuglingsalters *("infancy")* als Fortsetzung des pränatalen Wachstums, die der Kindheit *("childhood")* und die der Pubertät *("puberty")* (☞ Abb. 2.2).

Abb. 2.1: Einflussfaktoren auf kindliches Wachstum (modifiziert nach Kiess 1999).

2.2. Pränatales und infantiles Wachstum (infancy phase)

Die pränatale Entwicklung von der Zygote bis zum Neugeborenen stellt den Lebensabschnitt mit den am stärksten ausgeprägten Wachstumsvorgängen dar, mit Wachstumsgeschwindigkeiten von bis zu 2,5 cm/Woche im 2. Trimester. Die fetale Größenzunahme unterliegt dabei Einflüssen von mütterlicher, plazentarer und fetaler Seite; diese stehen wiederum untereinander in Wechselwirkung.

Neben der mütterlichen Körpergröße beeinflusst insbesondere die transplazentare Zufuhr von Sauerstoff und Nährstoffen das fetale Wachstum. Der mütterliche Nährstofftransport wird indirekt durch den Feten durch eine Induktion plazentarer Hormone beeinflusst, die auch Folgen für den mütterlichen Metabolismus haben kann. Zusätzlich hat die Plazenta eine wichtige Barrierefunktion, indem sie durch die Expression der 11-β-Hydroxysteroiddehydrogenase den Feten vor hohen mütterlichen Glukokortikoidkonzentrationen bewahrt.

Das intrauterine endokrine Milieu ist durch eine komplexe Interaktion fetaler, plazentarer und mütterlicher Nährstoffe und (Pro-)Hormone charakterisiert, von denen viele Auswirkungen auf das fetale Wachstum haben. Dies umfasst Hormone wie die *insulin-like growth factors* (IGFs) und deren Bindungsproteine, Sexualsteroide und humanes plazentares Laktogen, aber auch die zum mütterlichen Blutzucker korrespondierende fetale Insulinbildung. Sowohl der Wachstumsfaktor IGF-I als auch IGF-II sind notwendig für ein ungestörtes fetales Wachstum. Allerdings scheint deren vorgeburtliche Produktion noch nicht wesentlich durch Wachstumshormon stimuliert zu werden. Zwar wird bereits relativ früh fetal in der Hypophyse Wachstumshormon gebildet, jedoch wird der Wachstumshormon-Rezeptor zumindest bei Nagern erst zum Zeitpunkt der Geburt exprimiert. Jüngere Untersuchungen beschrieben allerdings eine Attenuierung des fetalen Wachstums bei gleichzeitig positivem Einfluss auf postnatales Längenwachstum bei Kindern mit einer Isoform des Wachstumshormon-Rezeptors (d3-WH-R), so dass die Rolle von Wachstumshormon für pränatales Wachstum beim Menschen nicht abschließend geklärt ist.

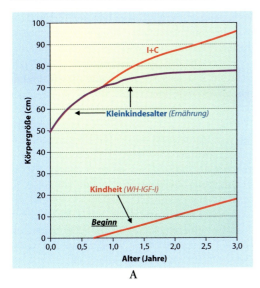

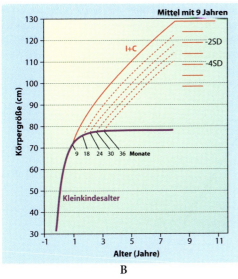

Abb. 2.2: **A:** Verlauf der Säuglingsphase (*"infancy"*) und Beginn der Kindheitsphase (etwa 6.-12. Lebensmonat) nach dem ICP-Wachstumsmodell. In der Säuglingsphase dominiert Ernährung als wichtige Einflussgröße, während in der Kindheitsphase (*"childhood"*) insbesondere Wachstums- und Schilddrüsenhormon einen signifikanten Einfluss auf kindliches Wachstum ausüben. **B:** Hypothetischer Wachstumsverlauf mit Einsetzen der *"childhood phase"* zu verschiedenen Zeitpunkten. Die rote Linie stellt dabei den normalen Beginn dar (etwa zum 9. Lebensmonat), während die gepunkteten Linien einen verspäteten Eintritt symbolisieren und mit einer unterschiedlich stark ausgeprägten Wachstumsretardierung zum Alter von 8 Jahren korrespondieren (nach Karlberg 1989).

Aktuell geht man davon aus, dass die fetale IGF-I-Produktion überwiegend genetischen Einflüssen unterliegt, während IGF-II und IGFBP-1 auch zusätzlich von mütterlichen Faktoren abhängen. Die Wirkung der IGFs wird dabei moduliert durch die derzeit 6 bekannten IGF-Bindungsproteine. Die IGFBPs sind zwar untereinander strukturell ähnlich, werden aber in ihrem Bindungsverhalten für IGFs durch chemische Modifikationen (Phosphorylierung, Glykosylierung, Proteolyse) modifiziert. Darüber hinaus werden zum Teil eigenständige, von IGFs unabhängige Wirkungen diskutiert. IGFs und IGFBPs können in fast allen Geweben gebildet werden; während der Schwangerschaft ist insbesondere IGFBP-1, das in der Dezidua gebildet wird, von Bedeutung.

Neben klassisch genetischen Faktoren sind Gene, die einem sog. genomischen Imprinting unterliegen, für das fetale Wachstum von Bedeutung. Solche Gene werden abhängig von der elterlichen Herkunft aktiv oder inaktiv vererbt. Bei Säugetieren sind zahlreiche *"imprinted genes"* für fetale Entwicklung und Wachstum relevant, indem diese u.a. die transplazentare Nährstoffzufuhr beeinflussen. Vereinfacht gesprochen erhöhen paternal vererbte Gene den Nährstofftransport zum Feten, während maternal vererbte Gene diesen limitieren. Zwei *"imprinted genes"* mit herausragender Bedeutung für fetales Wachstum kodieren für den Wachstumsfaktor IGF-II und den IGF-II-Rezeptor. IGF-II wird paternal, der IGF-II-Rezeptor maternal exprimiert. Störungen im genomischen imprinting des IGF-II-Gens haben eine dramatische Veränderung des fetalen Wachstums zur Folge. So kann aus einer reduzierten Expression des IGF-II-Gens das Krankheitsbild des Silver-Russell-Syndroms resultieren, während eine Überexpression von IGF-II zum Bild des Wiedemann-Beckwith-Syndroms führen kann (☞ Abb. 2.4).

Jüngere Untersuchungen deuten jedoch an, dass nicht nur eine Störung des Imprinting zu einer unbalancierten Expression wachstumsrelevanter Gene führen kann, sondern dass Umwelteinflüsse in kritischen Phasen durch eine epigenetische Mo-

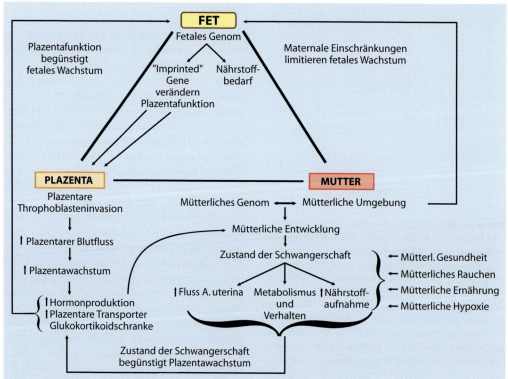

Abb. 2.3: Wechselwirkungen zwischen Fetus, Plazenta und Mutter während der menschlichen Schwangerschaft (nach Murphy et al., Endo Rev 2006).

2.2. Pränatales und infantiles Wachstum (infancy phase)

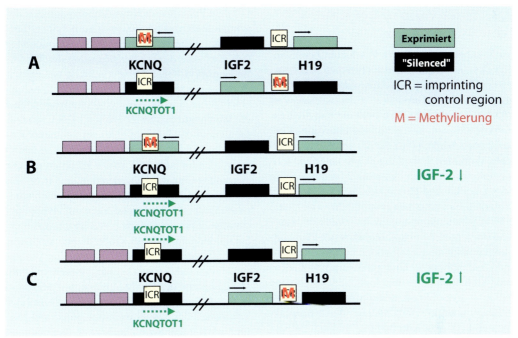

Abb. 2.4: A: Genomisches Imprinting und physiologische Expression der Gene der 11p15-Region inklusive des IGF-II-Gens. **B:** Veränderte Chromatinstruktur bei Silver-Russell-Syndrom, das u. a. durch Hypomethylierung einer imprinting control region im Promoterbereich des H19-Gens verursacht wird. Dadurch kommt es zu einer biallelischen H19-Transkription mit verminderter IGF-II-Expression. **C:** Veränderte Chromatinstruktur bei Wiedemann-Beckwith-Syndrom, u.a. durch Hypomethylierung der imprinting control region im KCNQ-Gen. Dadurch kommt es zu einer biallelischen KCNQ-Transkription mit Zunahme der IGF-II-Expression.

difikation die Expression auch von Genen modulieren können, die nicht als klassische *"imprinted genes"* gelten. Hieraus kann eine Beeinflussung von plazentaren Funktionen wie geändertem Nährstofftransport, Glukokortikoid-Metabolismus oder Produktion von Wachstumsfaktoren und Hormonen resultieren. Diese üben einen unmittelbaren Einfluss auf das fetale Wachstum aus, können aber darüber hinaus durch Prägungsvorgänge auch langfristig Konsequenzen für die zukünftige Gesundheit eines Individuums haben (sog. Barker-Hypothese).

Nach der Geburt kommt es zu einer raschen Veränderung der Wachstumsgeschwindigkeit, die nun nicht mehr überwiegend durch das transplazentare mütterliche Nährstoffangebot, sondern u.a. durch die frühkindliche Ernährung beeinflusst wird. Mehr und mehr üben genetische Faktoren einen Einfluss aus. Dabei nimmt die Wachstumsgeschwindigkeit von initial bis zu 25 cm/Jahr auf etwa 10-12 cm/Jahr zum Ende des ersten Lebensjahres ab. In Abhängigkeit von der präpartalen Umgebung und des intrauterinen Wachstums kann es nach ungünstigen fetalen Bedingungen und Geburt mit zu geringen Körpermaßen (zu klein oder zu leicht für das Gestationsalter, *"small for gestational age"*; SGA) zu einem sog. *"Catch-up"*-Wachstum mit erhöhter Wachstumsgeschwindigkeit kommen. Umgekehrt kann aber auch bei Kindern, die bei der Geburt zu groß für das Gestationsalter (LGA = *"large for gestational age"*) und/ oder für die Körperhöhe der Eltern bzw. den elterlichen Zielgrößenbereich sind, ein *"Catch-down"*-Wachstum mit reduzierter Wachstumsgeschwindigkeit resultieren. Am Ende dieser Phase des physiologischen *"Catch-down"*-Wachstums liegt die Körpergröße dieser Kinder in dem elterlichen Zielgrößenbereich.

2.3. Wachstum in der Kindheit (childhood phase)

Im 2. Lebensjahr geht die Wachstumsgeschwindigkeit weiter zurück, um ab etwa dem 3. Lebensjahr bei 5-6 cm/Jahr ein relativ stabiles Niveau bis zur Präpubertät zu erreichen. Während dieser Zeit kommt es zu einer raschen Veränderung der Körperproportionen. Während bei Geburt die Oberlänge noch deutlich über die der unteren Extremitäten dominiert (Oberlänge/Unterlänge ca. 1,7), ist dieses Verhältnis im Alter von 2 Jahren noch im Mittel bei 1,4 und gleicht sich die Oberlänge der Unterlänge im Alter von etwa 10 Jahren an (Ratio 1,0). Wachstumsvorgänge in der *"childhood phase"* sind im Vergleich mit der frühinfantilen Phase ungleich stärker von einer intakten hormonellen Homöostase abhängig. Eine herausragende Bedeutung hat hierbei eine physiologische Sekretion von hypophysärem Wachstumshormon und dem Wachstumshormon-abhängigen Wachstumsfaktor IGF-I (☞ Abschnitt 2.5.).

2.4. Wachstum in der Pubertät (puberty phase)

Mit Re-Aktivierung des hypothalamisch-hypophysären Pulsgenerators kommt es zu einem allmählichen Anstieg der Sexualsteroide im Serum und korrespondierenden Veränderungen der sekundären Geschlechtsmerkmale. Obwohl bei Mädchen der äußerlich erkennbare Pubertätsbeginn, die Thelarche, dem ersten Pubertätsmerkmal bei Jungen, der Vergrößerung des männlichen Hodenvolumens, nur ca. 6 Monate vorausgeht, so tritt doch der pubertäre Wachstumsschub mit Zunahme der Wachstumsgeschwindigkeit bei Mädchen etwa 2 Jahre vor dem der Jungen auf (☞ Abb. 2.5). Dieser spätere Beginn des Pubertätswachstumsschubes verlängert die männliche Wachstumsphase um etwa 2 Jahre und ist zusammen mit den testosteronabhängigen Wachstumseffekten für die höhere Endlänge der Jungen mitverantwortlich.

Die dem Pubertätswachstumsschub zugrunde liegenden Mechanismen sind nur zum Teil verstanden. Zahlreiche der Effekte der Sexualsteroide werden über eine direkte Beeinflussung der Wachstumshormon-IGF-I-Achse vermittelt, wenngleich es auch einen Wachstumshormon-Sekretions-unabhängigen, direkten Einfluss von Androgenen auf die Wachstumsgeschwindigkeit zu geben scheint. Im Verlauf der Pubertät kann ein deutlicher Anstieg der Wachstumshormon-Sekretion beobachtet werden (☞ Abb. 2.5). Dieser korreliert mit der steigenden Östrogenkonzentration im Serum von sowohl Mädchen als auch Jungen. Dementsprechend findet sich bei Jugendlichen mit Hypogonadismus eine reduzierte Wachstumshormon-Sekretion, während bei Kindern mit vorzeitiger Pubertätsentwicklung eine Zunahme der Wachstumshormon-Sekretion beobachtet werden kann. Die Zunahme der Wachstumshormon-Sekretion in der Pubertät scheint dabei vor allem von einer Zunahme der Wachstumshormon-Amplitude und weniger von einer Zunahme der Wachstumshormon-Pulsfrequenz herzurühren. Gleichzeitig zu der Zunahme der Wachstumshormon-Sekretion werden ansteigende IGF-I-Konzentrationen beobachtet (☞ Abb. 2.6).

2.4. Wachstum in der Pubertät (puberty phase)

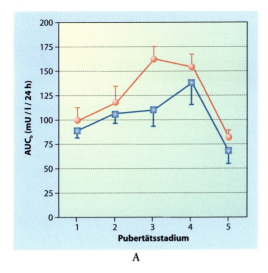

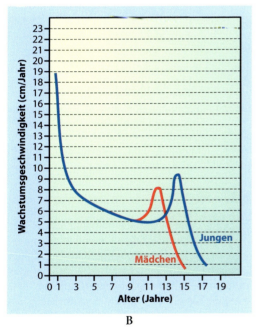

Abb. 2.5: A: Integrierte Wachstumshormon-Sekretion *(area under the curve)* bei Jungen (blaue Quadrate) und Mädchen (rote Kreise) in Abhängigkeit vom Pubertätsstadium. Dabei fällt ein relativ früherer Anstieg auf ein höheres Sekretionsmaximum bei Mädchen gegenüber Jungen auf (nach Albertsson-Wikland 1994).
B: Wachstumsgeschwindigkeit und pubertärer Wachstumsschub bei Mädchen und Jungen. Die maximale Wachstumsgeschwindigkeit ist bei Mädchen im Mittel bei 12 Jahren zu beobachten, bei Jungen im Mittel bei 14 Jahren.

Untersuchungen zur Rolle von Androgenen bei der Wachstumshormon-Sekretion zeigten nach Applikation von Testosteron bei präpubertären Jungen eine deutliche Zunahme der Wachstumshormon-Sekretion und korrespondierend hierzu eine Zunahme der Serum-IGF-I-Spiegel. Bisherige Untersuchungen legen nahe, dass die Induktion des Pubertätswachstumsschubes bei Jungen zu einem erheblichen Anteil durch Aromatisierung der Androgene erfolgt. Dies wird indirekt durch die Beobachtung eines fehlenden pubertären Wachstumsschubs bei Männern mit gestörter Östrogensynthese oder -wirkung infolge einer Mutation im Aromatase- oder Östrogenrezeptor-α-Gen unterstützt.

Wie bereits oben aufgeführt, ist Wachstum im Kindesalter kein linearer Prozess, sondern ein Mechanismus, der in verschiedenen Entwicklungsphasen unterschiedlichen Einflussgrößen unterliegt (☞ auch ICP-Modell, Abschnitt 2.1.). Wachstumshormon-Sekretion und Wachstumshormon-Sensitivität eines Individuums unterliegen physiologischen Veränderungen. Dies hat zur Folge, dass auch die zirkulierenden IGF-I-Serumspiegel (als auch die einzelner IGF-Bindungsproteine) in Abhängigkeit vom Alter, oder genauer, vom Reifezustand des Individuums, Veränderungen unterworfen sind. Eine Bewertung der IGF-I-Serumkonzentration sollte daher immer unter Berücksichtigung von Alter, Geschlecht und Pubertätsstadium erfolgen (☞ Abb. 2.6).

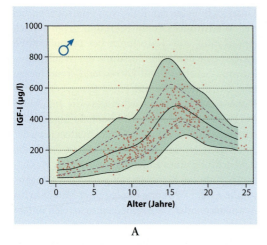

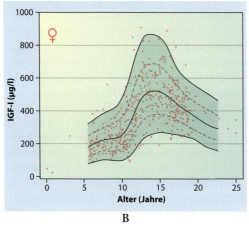

Abb. 2.6: Altersabhängige Verteilung von Serum-IGF-I bei Jungen (**A**) bzw. Mädchen (**B**) (nach Juul 1994).

Die o.g. Zunahme der Wachstumshormon-Sekretion mit Anstieg der Sexualsteroide bedeutet im Umkehrschluss, dass bei Patienten mit verspätet eintretender Pubertät die im Vergleich zum Referenzkollektiv geringere Wachstumshormon-Sekretion zu einem Abweichen der Körperhöhe von der zuvor eingehaltenen Perzentile führt. Hier ist die "konstitutionelle Verzögerung von Wachstum und Pubertät" eine wichtige Differentialdiagnose zu einem Wachstumshormon-Mangel, der sich klinisch-auxologisch mit einem ähnlichen Perzentilenknick manifestieren kann.

Häufig sind aber familienanamnestische Angaben hinweisend auf die Diagnose einer konstitutionellen Verzögerung von Wachstum und Pubertät, da in der Regel mindestens ein erstgradiger Verwandter betroffen ist. Jugendliche mit einer konstitutionellen Verzögerung von Wachstum und Pubertät zeigen infolge des relativen Mangels an Sexualsteroiden zum Zeitpunkt des normalen pubertären Wachstumsschubes ein Abweichen der Körperhöhe von dem früheren perzentilenparallelen Wachstum. Die Wachstumsgeschwindigkeit der Jugendlichen mit konstitutioneller Verzögerung von Wachstum und Pubertät sollte daher mit den für diese Gruppe vorliegenden Referenzwerten von Tanner oder Rikken verglichen werden.

Alter (Jahre)	Jungen	Mädchen
8		5,52 ± 0,83
9		5,10 ± 0,83
10	4,94 ± 0,70	4,68 ± 0,82
11	4,58 ± 0,70	4,26 ± 0,82
12	4,22 ± 0,69	3,84 ± 0,82
13	3,86 ± 0,69	3,42 ± 0,82
14	3,50 ± 0,69	
15	3,14 ± 0,69	

Tab. 2.1: Wachstumsgeschwindigkeit (cm/Jahr) bei präpubertären Jungen im Alter von 10 bis 15 Jahren und bei präpubertären Mädchen im Alter von 8 bis 13 Jahren, Mittelwerte und Standardabweichungen (nach Rikken et al. 1992).

2.5. Die Wachstumshormon-IGF-I-Achse

Die Produktion und Sekretion von Wachstumshormon (WH) in der Hypophyse unterliegen einer Regulation durch periphere und zentralnervöse, insbesondere hypothalamische Einflüsse. Das Zusammenspiel der beiden hypothalamischen Peptidhormone Wachstumshormon-releasing-Hormon und Somatostatin führt zur charakteristischen, pulsatilen Wachstumshormon-Sekretion der Hypophyse. Zahlreiche genetische Störungen können zu einer reduzierten oder aufgehobenen Wachstumshormon-Wirkung führen (☞ Tab. 2.2). Während die pulsatile Sekretion von Wachstumshormon für die geschlechtsspezifische Ausprägung bestimmter hepatischer Enzyme notwendig ist, bleibt die Bedeutung pulsatiler Wachstumshormon-Sekretion für die Synthese von IGF-I und das postnatale Körperwachstum weitestgehend ungeklärt. Zwar wurde eine Korrelation

2.6. Aktivierung intrazellulärer Signalkaskaden durch Wachstumshormon

Molekularer Defekt	Körperhöhe	Länge bei Geburt	WH	WHBP	IGF-I	IGFBP-3	ALS	Immundefekt
WHR (extrazelluläre Domäne)	↓↓↓	–	↑↑	N-↓↓	↓↓↓	↓↓↓	↓↓↓	–
WHR (Dimerisationsdefekt)	↓↓↓	–	↑↑	N	↓↓↓	↓↓↓	↓↓↓	–
WHR (transmembraner Defekt)	↓↓↓	–	↑↑	N-↑	↓↓↓	↓↓↓	↓↓↓	–
WHR (intrazelluläre Domäne)	↓↓↓	–	↑↑	N-↑	↓↓↓	↓↓↓	↓↓↓	–
STAT5	↓↓↓	–	↑↑	N	↓↓↓	↓↓↓	↓↓↓	variabel
ALS	↓	–	↑	N	↓↓	↓↓	n.v.	–
IGF-I-Gendeletion	↓↓↓	↓↓	↑↑	N	n.v.	↑	↑	–
IGF-I bioinaktiv	↓↓↓	↓↓	↑↑	N	↑↑	↑	↑	–

Tab. 2.2: Klinische und biochemische Merkmale von Patienten mit primärem IGF-I-Mangel aufgrund monogenetischer Störung in der Wachstumshormon-IGF-I-Achse (nach Rosenfeld 2006). n.v. = nicht vorhanden; STAT = *signal transducer and activator of transcription*; ALS = *acid labile subunit* = säurebeständige Untereinheit.

zwischen Wachstumshormon-Profil und Wachstum bzw. Wachstumsgeschwindigkeit beobachtet, jedoch finden sich unter pathologischen Bedingungen wie bei Patienten mit Akromegalie mit einer eher tonischen, nicht pulsatilen Steigerung der Wachstumshormon-Sekretion deutlich erhöhte IGF-I-Spiegel und eine signifikante Stimulation des Körperwachstums.

Die hypophysäre Freisetzung von Wachstumshormon unterliegt einer negativen Rückkopplung durch die insulinähnlichen Wachstumsfaktoren IGF-I und IGF-II. Sowohl in tierischen wie menschlichen Hypophysenzelllinien konnten IGF-Rezeptoren nachgewiesen werden, über die zirkulierendes IGF-I und IGF-II effektiv die Wachstumshormon-Sekretion mindern können. In der Zirkulation ist etwa die Hälfte des zirkulierenden Wachstumshormons an ein Transportprotein, das Wachstumshormon-Bindungsprotein (WHBP) gebunden. Dieses Bindungsprotein WHBP wird durch alternatives Spleißen des Wachstumshormon-Rezeptorgens gebildet. Dabei handelt es sich um eine trunkierte Form des Wachstumshormon-Rezeptors, bei der der zytoplasmatische Anteil des Rezeptors fehlt.

Im Hinblick auf das somatische Körperwachstum kommen Wachstumshormon und IGFs gemeinsam eine überragende Bedeutung zu; auf Grundlage tierexperimenteller Untersuchungen wurde geschätzt, dass ohne Wachstumshormon und IGF-I nur etwa 17 % des normalen Körperwachstums erreicht werden (☞ Abb. 2.7).

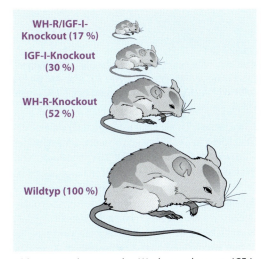

Abb. 2.7: Bedeutung der Wachstumshormon-IGF-I-Achse in Hinblick auf somatisches Wachstum. Die Abbildung beruht auf Gewichtsdaten von Mäusen, bei denen das Gen für den Wachstumshormon-Rezeptor, IGF-I oder beide deletiert waren (nach Lupu et al. 2001).

2.6. Aktivierung intrazellulärer Signalkaskaden durch Wachstumshormon

Wachstumshormon übt seine Wirkung über einen spezifischen Rezeptor, den Wachstumshormon-Rezeptor (WH-R) aus. Der menschliche Wachstumshormon-Rezeptor gehört zur Familie der Zytokinrezeptoren und besitzt selbst keine intrinsische Tyrosinkinaseaktivität. Er besteht aus einer hormonbindenden extrazellulären Domäne, einem transmembranösen und einem zytoplasmati-

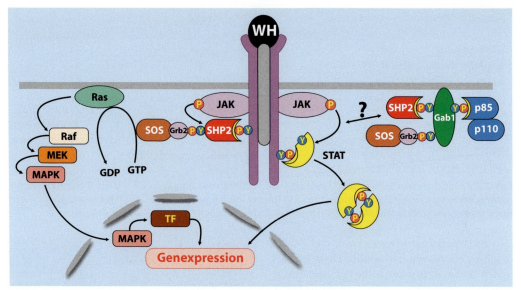

Abb. 2.8: Wachstumshormon-stimulierte Signaltransduktion. Die Aktivierung des Wachstumshormon-Rezeptors kann zur Aktivierung des Ras-Raf-Map-Kinase-Signalwegs (linker Bildanteil), der Jak-STAT-Signalkette (zentraler Bildanteil) und zur Aktivierung des Pi3-Kinase-Weges (rechte Bildhälfte) führen (modifiziert nach Heinrich 2003).

schen Anteil. Er wird in zahlreichen Organen, insbesondere in der Leber, exprimiert. Entgegen der früheren Vorstellung, dass die Bindung von Wachstumshormon zu einer Dimerisierung zweier Wachstumshormon-Rezeptormonomere und dadurch zur Aktivierung der Wachstumshormon-Rezeptor-assoziierten Janus-Kinase-2 (Jak2) führt, scheint der WH-R bereits unstimuliert als Dimer vorzuliegen. Erst die Bindung des Liganden Wachstumshormon führt dann zu einer Konformationsänderung der zytoplasmatischen Domäne des Wachstumshormon-Rezeptors, die schließlich zur Aktivierung von Jak2 führt. Aktivierte Jak2 phosphoryliert verschiedene Tyrosinreste am zytoplasmatischen Anteil des Wachstumshormon-Rezeptors und schafft dadurch Bindungsstellen für intrazytoplasmatische Mediatoren der Wachstumshormon-Wirkung. Hierunter finden sich zahlreiche Proteine, die eine Adapterfunktion für nachgeschaltete Signalketten ausüben. Unter anderem führt die Aktivierung des Wachstumshormon-Rezeptors zur Rekrutierung und Aktivierung von IRS-1, IRS-2, Shc und des EGF-Rezeptors; diese stellen dabei Verbindungsglieder zu den PI3-Kinase- und MAP-Kinase-Signalketten dar.

Weitere Moleküle, die durch den WH-R aktiviert werden, sind die Adaptermoleküle SH2-Bβ, SIRPα und die Kinase p125FAK. Darüber hinaus führt Wachstumshormon-induzierte Phosphorylierung von Jak2 zu einer Aktivierung der Phosphatasen SHP-1 und SHP-2. Mutationen von SHP-2 finden sich bei etwa der Hälfte der Patienten mit Noonan-Syndrom; der Einfluss von SHP-2 auf nachgeschaltete Signalketten ist aber bis heute nicht eindeutig geklärt.

In Zusammenhang mit den Effekten von Wachstumshormon auf Wachstum und Geweberegeneration zeigt sich eine Familie von Transkriptionsfaktoren als besonders bedeutsam. Es handelt sich dabei um die sogenannten *signal transducers and activators of transcription* (STATs). Derzeit werden 7 Proteine zur Familie der STATs gerechnet, diese werden durch Gene an 3 verschiedenen Genloci kodiert. Eine Vielzahl von Hormonen, Wachstumsfaktoren und Zytokinen ist in der Lage, nach Binden an die entsprechenden Rezeptoren STAT-Moleküle zu aktivieren. Hierzu zählen unter anderen Wachstumshormon, Prolactin, Leptin, Erythropoetin und Thrombopoetin sowie Interferon-α, -β und -γ und zahlreiche Interleukine. Die Bindung des Liganden an den jeweiligen Rezeptor führt zur Aktivierung der rezeptorassoziierten Kinasen (JAK1-3). Aktivierte JAKs phosphorylieren Tyrosin-Residuen am zytoplasmatischen Anteil des jeweiligen Rezeptors und schaffen dadurch Bindungsstellen für STATs. Allen STAT-Proteinen ist gemeinsam, dass sie über eine sogenannte SH-2-Domäne verfügen, mittels derer sie an aktivierte Rezeptoren binden können. Dort werden sie anschließend durch Jaks aktiviert. Aktivierte STATs homo- oder heterodimerisieren, wandern anschließend in den Zellkern und binden dort an DNA-Elemente, die eine bestimmte Erkennungssequenz von Nukleotiden enthalten. Dies führt zu einer raschen Stimulation der Transkription sogenannter "immediate responding genes", zu deren Transkriptionsinduktion keine Proteinneusynthese notwendig ist. Wachstumshormon aktiviert in verschiedenen Zielgeweben sowohl STAT1, STAT3 als auch STAT5a und STAT5b. In Zusammenhang mit dem postnatalen Körperwachstum kommt insbesondere STAT5b als zentralem Bindeglied bei der Aktivierung der IGF-I-Genexpression eine wichtige Rolle zu. Im Tiermodell und bei Patienten mit Mutation oder Deletion im STAT5b-Gen findet sich eine ausgeprägte Wachstumshormon-Resistenz mit hohen Wachstumshormon-Konzentrationen, niedrigem IGF-I und schwerem Kleinwuchs, so dass hierdurch die Rolle von STAT5b als Bindeglied zwischen Wachstumshormon-Rezeptoraktivierung und IGF-I-Genexpression bestätigt wurde.

Die aktivierte JAK-STAT-Signalkaskade kann durch verschiedene molekulare Mechanismen wieder "abgeschaltet" werden. Neben einer Ubiquitinierung und Degradierung dephosphorylieren die Wachstumshormon-aktivierten Phosphatasen SHP-1 und SHP-2 STAT-Proteine und inaktivieren sie dadurch. Darüber hinaus sind Mitglieder sowohl der Familie der "protein inhibitors of activated STATs" (PIAS) als auch der "suppressors of cytokine signaling (SOCS)" in der Lage, JAK-STAT-Signalmechanismen zu attenuieren oder zu terminieren. Die Gruppe der SOCS-Proteine besteht aktuell aus 8 Mitgliedern. Diese beeinflussen in einer negativen Rückkopplungsschleife die Aktivität von Zytokinrezeptoren wie u.a. die des Wachstumshormon-Rezeptors. Mittlerweile wurde die Bedeutung der SOCS-Gruppe bei zahlreichen Krankheitsbildern aufgezeigt. Insbesondere bei chronisch-entzündlichen Erkrankungen scheint eine Überexpression verschiedener Mitglieder der SOCS-Familie für die beobachtete assoziierte Wachstumsstörung mitverantwortlich zu sein.

2.7. Endokrine, parakrine und autokrine Regulation des Wachstums

Bereits vor einem halben Jahrhundert konnten Salmon und Daughaday in Pionierarbeiten zeigen, dass Wachstumshormon einen Teil seiner Effekte auf Proliferation nicht direkt, sondern unter Vermittlung eines humoralen Faktors vermittelt (sog. Somatomedin-Hypothese).

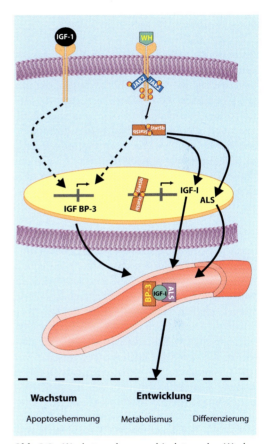

Abb. 2.9: Wachstumshormon bindet an den Wachstumshormon-Rezeptor; dies führt zur Aktivierung des Transkriptionsfaktors STAT5b. STAT5b stimuliert direkt (IGF-I, ALS) oder indirekt (IGFBP-3) die Transkription von Mitgliedern des ternären IGF-I/ALS/BP-3-Komplexes. Zirkulierendes IGF-1 übt nach Bindung an den IGF-I-Rezeptor gewebeabhängig seine Wirkung auf Proliferation und Wachstum aus.

Später wurde gezeigt, dass es sich hierbei um den Wachstumsfaktor IGF-I (früher: Somatomedin C) handelt. IGF-I findet sich in der Zirkulation als

Teil eines ternären Komplexes aus IGF-I, IGFBP-3 und der säurelabilen Untereinheit *(Acid-labile Subunit,* ALS). Die im Blut befindlichen Mitglieder des ternären Komplexes werden überwiegend in der Leber synthetisiert. Dieser Komplex kann die Zirkulation nicht verlassen, nur ein geringer Teil des IGF-I (ca. 1-2 %) ist ungebunden ("freies IGF-I"). Durch die Assoziation an Bindungsproteine und ALS wird der Abbau von IGF verhindert, und ihre biologische Halbwertszeit wird von wenigen Minuten auf Stunden verlängert. Wachstumshormon stimuliert die Bildung von allen 3 Mitgliedern dieses Komplexes (☞ Abb. 2.10).

Das bessere Verständnis der Wachstumshormon-stimulierten IGF-I-Transkription führte zur molekularen Diagnose zahlreicher Störungen, die mit einem primären IGF-I-Mangel einhergehen. Dabei können die phänotypischen und biochemischen Veränderungen bei Patienten mit Mutationen oder Deletion im Wachstumshormon-Rezeptor und Stat5b sehr ähnlich sein. Tab. 2.2 gibt die klinischen und biochemischen Parameter der molekularen Defekte wieder, die mit einem primären IGF-I-Mangel einhergehen.

Die endokrine Rolle von zirkulierendem IGF-1 wurde zwischenzeitig in Frage gestellt. Dies beruhte auf der Beobachtung, dass keine signifikante Wachstumsretardierung bei Knockout-Mäusen beobachtet wurde, deren zirkulierende IGF-I-Spiegel deutlich abgesenkt waren infolge einer hepatischen Exzision des IGF-I-Gens. Erst die Entwicklung eines Mausmodells, bei dem die zirkulierenden IGF-1-Spiegel noch weiter abgesenkt waren, "rehabilitierte" die Somatomedin-Hypothese, da diese Tiere mit sehr niedrigen IGF-I-Serumwerten eine schwere Wachstumsretardierung zeigten. Offensichtlich besteht ein kritischer Schwellenwert für zirkulierende IGF-1-Spiegel, bei dessen Unterschreiten sich eine Wachstumsstörung manifestiert.

Neben der endokrinen Wirkung scheinen aber auch parakrine (Hormon/Wachstumsfaktor übt Wirkung auf benachbarte Zelle aus) und autokrine Effekte (Hormon/Wachstumsfaktor übt Wirkung auf dieselbe Zelle aus) von IGF-I eine Rolle bei der Vermittlung des Längenwachstums zu spielen. Aktuell gilt als Modell der Wachstumshormon-vermittelten Wirkung auf Wachstumsvorgänge weiterhin die sog. *"dual effector hypothesis"* (☞ Abb. 2.10).

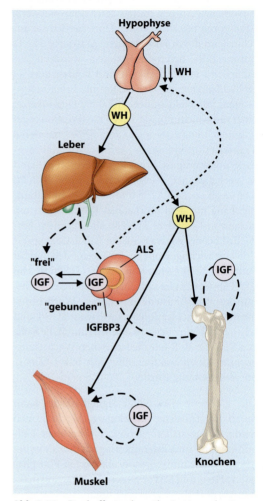

Abb. 2.10: *Dual effector hypothesis:* Hypophysär sezerniertes Wachstumshormon stimuliert in der Leber die Synthese von IGF-I. Dieses übt endokrin Effekte auf Zielorgane aus und hemmt in einer negativen Rückkopplung an der Hypophyse die Wachstumshormon-Sekretion. Darüber hinaus bewirkt Wachstumshormon direkt am Zielorgan eine Stimulation der lokalen IGF-I-Synthese, übt aber auch lokal IGF-unabhängige Effekte aus (nach Le Roith 2001).

2.8. Die Wachstumsfuge als Vermittler des Längenwachstums

Längenwachstum erfolgt an der Wachstumsfuge durch enchondrale Ossifikation. Dabei entsteht zunächst durch Chondrozytenproliferation/-hypertrophie und Matrixbildung Knorpel, der anschließend nach Apoptose und Verkalkung in Knochen umgewandelt wird. Dieser Prozess wird durch eine komplexe Regulation aus systemischen und lokalen Hormonen, Wachstumsfaktoren und anderen Signalgebern moduliert. Hierzu gehören u.a. das oben erwähnte Wachstumshormon, IGF-I und IGF-Bindungsproteine, aber auch Glukokortikoide, Schilddrüsenhormon, Vitamin D, Östrogene und Androgene, Leptin u.a..

Mutationen in Genen, die für die lokale Regulation des enchondralen Wachstums verantwortlich sind, führen häufig zum klinischen Bild eines dysproportionierten Kleinwuchses mit unterschiedlicher Ausprägung zusätzlicher phänotypischer Auffälligkeiten. So führen Mutationen des Ihh-Gens zur acrocapitofemoralen Dysplasie, Mutationen im PTHrP (in Abhängigkeit, ob aktivierend/inaktivierend) zu einer metaphysären Chondrodysplasie oder der Osteochondrodysplasie Blomstrand, und Mutationen im FGF3-Rezeptor (je nach Lokalisation) zur Achondroplasie, Hypochondroplasie oder thanatophoren Dysplasie. Eine relativ häufig vorkommende Form des ossären Kleinwuchses wird durch Mutationen oder Deletionen im SHOX-Gen verursacht. Dieses Gen ist in der Pseudoautosomalregion des X-Chromosoms lokalisiert und kann ein recht variables Bild verursachen, das von einem "idiopathischen Kleinwuchs" bis hin zum Krankheitsbild der Leri-Weill-Dyschondrosteose reicht. Eine Haploinsuffizienz für SHOX wird u.a. für den UTS-assoziierten Kleinwuchs verantwortlich gemacht. Während bei den meisten Formen eines ossären Kleinwuchses eine medikamentöse Intervention nicht effizient ist, ist die Erfolgsaussicht einer Wachstumshormon-Therapie bei Kleinwuchs infolge SHOX-Mangel entsprechend derer von Patienten mit Ullrich-Turner-Syndrom.

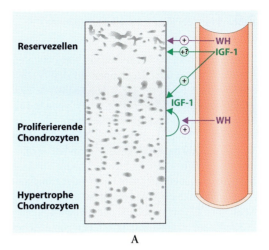

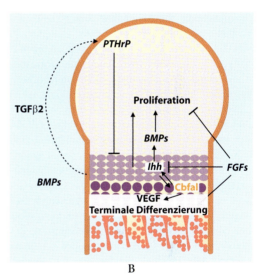

Abb. 2.11: **A:** Modell lokaler Wachstumshormon-IGF-I-Effekte an der Wachstumsfuge: Wachstumshormon beeinflusst das Wachstum langer Röhrenknochen durch eine Stimulation von Prächondrozyten in der Wachstumsfuge. Daraufhin kommt es zu einer klonalen Vermehrung, die durch Wachstumshormon und lokal gebildetes IGF-I sowie endokrines IGF-I aus der Zirkulation unterhalten wird (nach Ohlsson et al. 1998).
B: Neben Wachstumshormon und IGF-I (parakrin und endokrin) sind zahlreiche lokale Wachstumsfaktoren von Relevanz bei der Modulation des enchondralen Wachstums. Diese umfassen eine komplexe Interaktion u.a. von indian hedgehog (Ihh), Parathormon-related peptide (PTHrP), bone morphogenic proteins (BMPs), VEGF und verschiedener Mitglieder der Familie der *fibroblast growth factors* (FGF) (nach van der Eerden et al. 2003).

2.9. Genetische Einflüsse auf das Wachstum

Tiermodelle und die Identifikation von Patienten mit Mutationen oder Deletionen im der Wachstumshormon-STAT5b-IGF-I/ALS/IGFBP-3- und -IGF-I-Rezeptor-Achse haben unser Verständnis des normalen und gestörten Wachstums deutlich erweitert. Wachstumshormon-Mangel oder Wachstumshormon-Resistenzsyndrome infolge monogenetischer Veränderungen der bislang identifizierten Signalfaktoren der Wachstumshormon-IGF-I-Achse führen häufig zu ausgeprägtem Kleinwuchs, entsprechend der Bedeutung von Wachstumshormon und IGF-I für somatisches Wachstum (☞ Abb. 2.11). Neben diesen hormonellen Ursachen einer Wachstumsstörung können chromosomale Störungen mit Aneuploidie und Verlust von wachstumsrelevanten Genen (z.B. SHOX-Gen bei Ullrich-Turner-Syndrom mit Karyotyp 45, X0) oder monogenetische Störungen von Genen der Wachstumsfuge i.R. von Knochendysplasien zu einem ausgeprägten Kleinwuchs führen (s.o.). Diese monogenetischen Störungen sind aber insgesamt sehr selten. Umgekehrt findet sich auch beim Menschen eine hohe Heritabilität (0,8-0,9) der Körpergröße, also ein hoher genetischer Anteil der beobachteten Varianz der Erwachsenengröße. Dabei scheint nahezu das gesamte Genom zu der additiven genetischen Varianz beizutragen. Verschiedene Gene, die man bislang nicht mit Wachstumsvorgängen in Verbindung gebracht hat, können hierbei eine signifikante Rolle spielen. Ein Beispiel hierfür ist das Protein HMGA2, das jüngst im Zusammenhang mit der beobachteten Varianz der Erwachsenenlänge identifiziert wurde. Im Gegensatz zu Patienten mit Mutationen in der Wachstumshormon-IGF-I-Achse wird durch Mutationen oder Varianten von HMGA2 aber kein relevanter Kleinwuchs verursacht. Für HMGA2 wie zahlreiche andere der über genomweite Assoziationsstudien identifizierten Gene mit Einfluss auf die Körpergröße gilt, dass sie zwar die beobachtete Varianz beeinflussen können (im Falle von HMGA2 werden etwa 1,5 cm der Varianz der Erwachsenenlänge erklärt) und damit für das Verständnis der Physiologie von Wachstumsvorgängen interessant sind. Häufig spielen aber diese Gene durch die relativ geringe Veränderung der Körperlänge für die klinische Praxis keine Rolle.

2.10. Säkularer Trend von Wachstum

Seit vielen Jahrhunderten wurde eine Zunahme von Größe, Gewicht und Tempo der körperlichen Entwicklung von Kindern und Jugendlichen beobachtet; diese ist seit dem 19. Jahrhundert gut dokumentiert. Als Ursachen für diese sogenannten "säkularen Trends" ("ST") werden u.a. bessere Ernährung, verbesserte hygienische, medizinische und sozioökonomische Verhältnisse diskutiert. Epidemiologische Untersuchungen der letzten Jahre legen allerdings nahe, dass auch bei bester Ernährung und medizinischer Versorgung das Wachstumspotential eines Menschen nicht unbegrenzt ist. In Deutschland wie in anderen Ländern Nordeuropas hat sich die Zunahme der Erwachsenengröße deutlich reduziert, in Nordamerika kann zeitweise sogar ein negativer ST beobachtet werden (☞ Abb. 2.12). Trotz des gut belegten Zusammenhangs von ST und sozioökonomischer Situation, Ernährung und psychosozialen Einflüssen ist der biologische Mechanismus, der hinter dem ST der Körperlängenentwicklung steht, nicht eindeutig geklärt.

2.10. Säkularer Trend von Wachstum

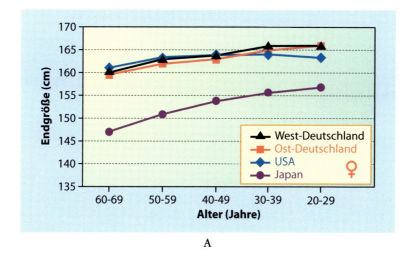

A

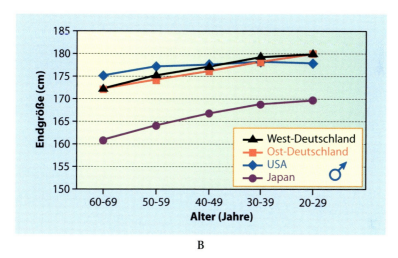

B

Abb. 2.12: Säkularer Trend des Längenwachstums bei Frauen (**A**) und Männern (**B**) (nach Gohlke und Wölfle 2009).

Kleinwuchs und Wachstumsstörung

3. Kleinwuchs und Wachstumsstörung

3.1. Definitionen

Der Kleinwuchs ist definiert als eine Körperlänge oder eine Körperhöhe unterhalb der 3. Perzentile und/oder eine Wachstumsgeschwindigkeit unterhalb der 25. Perzentile des populationsspezifischen Referenzkollektivs. Definitionsgemäß gelten damit 3 % einer Population als kleinwüchsig. Eine Angabe zur Häufigkeit einer Wachstumsstörung lässt sich hieraus nicht ableiten, sondern es verdeutlicht, dass der Kleinwuchs primär auch als Kontinuum der normalen Entwicklung verstanden werden muss. Eine pathologische Längenwachstumsentwicklung im engeren Sinn besteht bei einer Wachstumsgeschwindigkeit unterhalb der 25. Perzentile. Die Wachstumsstörung repräsentiert zunächst immer eine Pathologie, die differenziert evaluiert werden muss und diagnostisch zugeordnet werden sollte.

3.2. Ätiologie und Pathogenese des Kleinwuchses

Viele Erkrankungen gehen mit einem Kleinwuchs oder einer Wachstumsstörung als Haupt- oder Nebensymptom einher.

Es werden Normvarianten des Wachstums, primäre und sekundäre Formen des Kleinwuchses unterschieden.

Die konstitutionelle Entwicklungsverzögerung von Wachstum und Pubertät (KEV) stellt die häufigste, familiär auftretende Normvariante des Wachstums dar und ist charakterisiert durch eine niedrig-normale Wachstumsgeschwindigkeit in der Kindheit und insbesondere einen verspäteten Pubertätseintritt, wodurch es zu einer vorübergehenden Verlangsamung der Wachstumsgeschwindigkeit zum Zeitpunkt des normalen Pubertätseintritts verbunden mit einer Verzögerung der Skelettreifung kommt. Anamnestisch findet sich diese verzögerte Längenwachstumsentwicklung auch bei den Eltern des Kindes wieder. Die End-

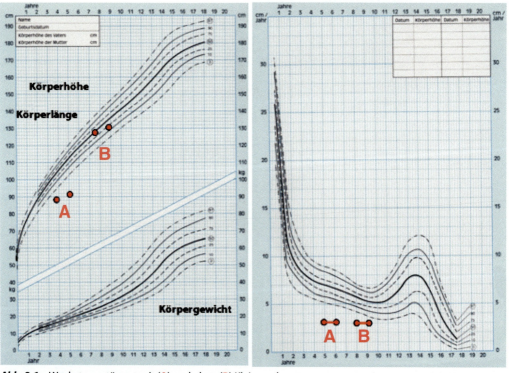

Abb. 3.1: Wachstumsstörung mit (**A**) und ohne (**B**) Kleinwuchs.

größe dieser Kinder liegt jedoch in der Regel im Zielgrößenbereich.

Kinder mit familiärem Kleinwuchs wachsen mit altersentsprechender Wachstumsgeschwindigkeit unterhalb der 3. Perzentile. Entsprechend sind die gesunden Eltern im Vergleich zur Referenzpopulation klein (<3. Perzentile) und die sich errechnende Zielgröße des Kindes und seine Erwachsenengröße befinden sich unterhalb der 3. Perzentile. Letztlich entspricht auch diese Konstellation des Wachstums einer Normvariante ohne pathologische Bedeutung.

Kinder mit familiärem Kleinwuchs oder Patienten mit chronischen Organerkrankungen und endokrinen Erkrankungen weisen einen proportionierten Habitus auf. Beim Kleinwuchs im Rahmen von Skelettdysplasien oder metabolischen Erkrankungen steht ein dysproportionierter Habitus im Vordergrund. Die Extremitäten sind also verkürzt und es besteht ein Missverhältnis der Höhe der oberen Körperhälfte zur Höhe der unteren Körperhälfte und des Armspanns zur Körpergröße. Das Verhältnis der Sitzhöhe zur Beinlänge ist erhöht.

Primärer Kleinwuchs	Sekundärer Kleinwuchs

• Familiärer Kleinwuchs
• Intrauteriner Kleinwuchs
• Chromosomenanomalien
  - Ullrich-Turner-Syndrom
  - SHOX-Haploinsuffizienz
  - Trisomie 21
  - Trisomie 18
  - Trisomie 13
• Syndromale Erkrankungen
  - Russel-Silver-Syndrom
  - Noonan-Syndrom
  - Prader-Willi-Syndrom
  - Léri-Weill-Syndrom
  - Williams-Beuren-Syndrom
• Skelettdysplasien
  - Achondroplasie
  - Hypochondroplasie
  - Osteogenesis imperfecta
	• Mangel- und Fehlernährung
	• Chronische Organerkrankungen
	  - Niereninsuffizienz
	  - Leberinsuffizienz
	  - Pankreasinsuffizienz
	  - Intestinale Erkrankungen (M. Crohn, Zoeliakie)
	  - Kardiale Erkrankungen
	  - Pulmonale Erkrankungen
	  - Rheumatoide Erkrankungen
	• Metabolische Erkrankungen
	  - Mukopolysaccharidosen
	  - Glykogenosen
	  - Lipidosen
	  - Organoazidopathien
	• Endokrine Erkrankungen
	  - Wachstumshormon-Mangel
	  - IGF-I-Mangel
	  - Hypothyreose
	  - Cortisolmangel, -exzess
	  - Pubertas tarda
	  - Pubertas praecox
	• Störungen des Calcium-Phosphat-Stoffwechsels
	  - Vitamin D
	  - PTH
	• Psychosoziale Deprivation
	• Iatrogen
	  - Glukokortikoide
	  - Zytostatika
	  - Bestrahlung

Tab. 3.1: Häufige Ursachen des Kleinwuchses.

Bei Patienten mit Achondroplasie und Hypochondroplasie finden sich Mutationen im Gen des Fibroblasten-Wachstumsfaktor-Rezeptor 3 (FWFR-3; Chromosom 4p16.3) und bei Patienten mit Osteogenesis imperfecta Mutationen im Kollagen-Gen (COL1A1 oder COL1A2; Chromosom 17q21.31-q22, 7q22.1).

Bei Chromosomenanomalien und syndromalen Erkrankungen ist der Kleinwuchs von weiteren Symptomen und charakteristischen Stigmata begleitet. Das Ullrich-Turner-Syndrom (UTS) tritt bei Mädchen mit einer Häufigkeit von 1:2.500 auf und ist bedingt durch das Fehlen oder Anomalien eines X-Chromosoms. Der Phänotyp kann erheblich variieren und wird bestimmt durch den Kleinwuchs und die Gonadendysgenesie mit ausbleibender Pubertät und Infertilität.

Symptom	Häufigkeit
Kleinwuchs	100 %
"Streak"-Gonaden/hypergonadotroper Hypogonadismus	>85 %
Kardiovaskuläre Fehlbildungen: Aortenisthmusstenose (sekundär Aneurysma, Dilatation der Aorta)	55 %
Cubitus valgus	45 %
Kurzer Hals	40 %
Inverser Haaransatz nuchal	40 %
Hufeisenniere/renale Fehlbildungen	37 %
Hypothyreose	34 %
Pterygium colli	23 %
Kongenitale Lymphödeme	21 %
Autoimmunerkrankungen: Thyreoiditis, Zöliakie, Thrombozytopathie, Hepatitis	

Tab. 3.2: Leitsymptome bei Ullrich-Turner-Syndrom.

In der pseudoautosomalen Region des X- und des Y-Chromosoms konnte das SHOX *(short stature homeobox)*-Gen identifiziert werden. Beim Ullrich-Turner-Syndrom (Haploinsuffizienz) und beim Léri-Weill-Syndrom (Mutationen/Deletion) liegen Veränderungen des SHOX-Gens der Wachstumsstörung zugrunde. Aber auch bei Kindern mit idiopathischem Kleinwuchs konnten Veränderungen des SHOX-Gens nachgewiesen werden.

Das Erscheinungsbild des Noonan-Syndroms (u.a. Mutationen im Gen PTPN11, 12q24.1, der Tyrosin-Phosphatase SHP2) ähnelt dem des UTS, wird aber autosomal dominant vererbt und betrifft Jungen und Mädchen. Mentale Retardierung und Pulmonalstenose können auftreten. Jedoch fehlt die Gonadendysgenesie. Der Kleinwuchs ist auch Teil des Prader-Willi-Syndroms.

Der Kleinwuchs nach intrauteriner Wachstumsverzögerung (SGA: *small for gestational age)* ist gekennzeichnet durch ein Geburtsgewicht und/ oder eine Körperlänge bei Geburt unterhalb der 3. Perzentile bezogen auf das entsprechende Gestationsalter. Alternativ werden auch andere Grenzwerte verwendet: <−2 SDS oder insbesondere in der Neonatologie <10. Perzentile. Die Ursachen der intrauterinen Wachstumsverzögerung können vielfältig sein. Das fetale Wachstum wird durch intrauterine Infektionen (Röteln, Zytomegalie), Intoxikationen (Alkohol, Nikotin, Medikamente) oder eine Plazentainsuffizienz beeinträchtigt. Auch beim Russell-Silver-Syndrom gehört der Kleinwuchs neben dem großen, dreiecksförmigen Gesichtsschädel mit hoher Stirn und spitzem Kinn, der Körperasymmetrie und Café-au-lait-Flecken zum klinischen Erscheinungsbild. 80 bis 90 % der Kinder mit intrauterinem Kleinwuchs holen unabhängig von ihrem Gestationsalter und der zugrunde liegenden Ursache in den ersten zwei Lebensjahren das Wachstumsdefizit auf, so dass lediglich bei 10 bis 20 % dieser Kinder der Kleinwuchs persistiert. SGA-Kinder haben ein erhöhtes Risiko, eine Glukoseverwertungsstörung (Insulinresistenz, Glukoseintoleranz, Diabetes mellitus Typ 2), Dyslipidämien, Adipositas, Herz-Kreislauf-Erkrankungen oder Hypertonus zu entwickeln. Besonders Kinder mit spontanem Aufholwachstum und deutlicher Gewichtszunahme können Störungen der Wachstumshormon-IGF-I-Achse, der Nebennierenrindenfunktion und der Gonadenfunktion (früher Pubertätseintritt, Hyperandrogenämie, Hirsutismus) entwickeln, wobei das Tempo der Gewichtszunahme eine große Rolle zu spielen scheint.

Störung	Defekt	Klinische Hinweise
Russell-Silver-Syndrom	Sporadisch oder uniparentale maternale Disomie Chromosom 7p11/p11.2	Prä- und postnataler Kleinwuchs, relativ großer Hirnschädel, kleines dreiecksförmiges Gesicht, spitzes Kinn, kurzes Philtrum, schmales Oberlippenrot, Mikroretrogenie, Klinodaktylie des 5. Fingers, Café-au-lait-Flecke, Hemihypertrophie
Noonan-Syndrom	PTPN11-Gen Chromosom 12 u.a.	Jungen und Mädchen, klinisches Erscheinungsbild ähnlich Ullrich-Turner-Syndrom, mentale Retardierung, Lese- oder Rechenschwäche, Pulmonalstenose
Prader-Willi-Syndrom	Chromosom 15 (15q11-13)	Neonatale muskuläre Hypotonie, Trinkschwäche im Säuglingsalter, dann Hyperphagie, Esszwang, Adipositas, Dolichocephalie, mandelförmige Augen, kleiner, nach unten gebogener Mund, mittlerer IQ 70, Hypogonadismus

Tab. 3.3: Syndrome mit primärem Kleinwuchs.

- Kleinwuchs ohne Aufholwachstum
- Insulinresistenz, Glukoseintoleranz, Diabetes mellitus Typ II
- Verhaltensauffälligkeiten (Hyperaktivität)
- Adrenerge und gonadale Dysfunktion
- Frühe Pubertät
- Metabolisches Syndrom: Hypertonus, Hyperlipidämie

Tab. 3.4: Probleme bei *small for gestational age* (SGA)-Kindern.

Sekundäre Wachstumsstörungen werden im Rahmen von Mangelzuständen, chronischen System- und Organerkrankungen und Endokrinopathien beobachtet. Eine Mangel- oder Fehlernährung, aber auch die psychosoziale Deprivation führen zur Wachstumsstörung. So kann der Kleinwuchs in Folge einer Mukoviszidose, der Zöliakie oder des Morbus Crohn, von Nephropathien, von Hepatopathien, von hämatopoetischen Erkrankungen und von rheumatoiden Erkrankungen auftreten.

Endokrine Störungen können sowohl in Verbindung mit einer Überfunktion (Hyperkortisolismus oder Pseudohypoparathyreoidismus) als auch in Verbindung mit einer Unterfunktion (Hypothyreose oder Wachstumshormon-Mangel, Nebennierenrindeninsuffizienz) zum Kleinwuchs führen.

Der Wachstumshormon-Mangel kann isoliert oder in Kombination mit weiteren hypophysären Hormonausfällen (TSH, ACTH, LH/FSH, Prolaktin) auftreten (☞ Tab. 3.5). Es werden primäre und sekundäre Ausfälle beschrieben. Die Häufigkeit beträgt etwa 1:2.000.

Auch der primäre IGF-I-Mangel kann einer Wachstumsstörung zugrunde liegen. Charakteristischerweise ist die Ausschüttung von Wachstumshormon dann normal oder erhöht. Die Ursachen können erworben (Antikörperbildung gegen Wachstumshormon im Rahmen einer Wachstumshormon-Therapie bei Kindern mit Wachstumshormon-Mangel Typ 1) oder angeboren sein, z.B. Mutationen des Wachstumshormon-Rezeptors (Laron-Syndrom) sowie Defekte der Signaltransduktion des Wachstumshormon-Rezeptors (☞ Tab. 2.2).

3.3. Symptome der Wachstumsstörung

Das Leitsymptom des pathologischen Kleinwuchses ist die Verlangsamung der Wachstumsgeschwindigkeit (<25. Perzentile), das heißt bei longitudinaler Dokumentation der Körpergröße verringert sich die Perzentile für die Körperhöhe (nach unten Perzentilen-schneidendes Wachstum). Die Köperproportionen und begleitende Symptome liefern Hinweise auf die mögliche Ätiologie.

Bei der Hypothyreose sind nahezu alle Reifungsprozesse wie die psychomotorische Entwicklung, die Dentition und/oder die Pubertät verzögert.

Die Symptome des angeborenen Wachstumshormon-Mangels sind neben dem Kleinwuchs, der sich erst in den ersten Lebensjahren entwickelt, eine stammbetonte Adipositas, ein "Puppengesicht" (eingesunkene Nasenwurzel und prominen-

Gen	Phänotyp	Vererbung
Wachstumshormon (WH)		
IWHD 1A (17q22-q24)	kein Wachstumshormon	autosomal rezessiv
IWHD 1B (WHRH-Rezeptor, 7p15-p14)	Wachstumshormon niedrig	autosomal rezessiv
IWHD 2 (17q22-q24)	Wachstumshormon niedrig	autosomal dominant
IWHD 3 (Xq22-q24)	IWHD + Hypogammaglobulinämie	X-chromosomal
HESX1 (3p21.2-21.1)	Septo-optische Dysplasie, multiple hypophysäre Hormonausfälle, IWHD mit ektoper Neurohypophyse	autosomal dominant oder rezessiv
SOX3 (Xq26.3)	IWHD + mentale Retardierung	X-chromosomal
LHX3 (9q34.3)	WH-, TSH-, LH/FSH-Mangel, Rigidität der HWS	autosomal rezessiv
LHX4 (1q25)	WH-, TSH-, ACTH-Mangel, Kleinhirndysplasie	autosomal dominant
PROP1 (5q)	WH-, TSH-, Prolaktin, LH/FSH-, im Verlauf auch ACTH-Mangel; große Hypophyse	autosomal rezessiv
PIT1/POU1F1 (3p11)	WH-, TSH-, Prolaktinmangel; Hypoplasie der Hypophyse	autosomal dominant und rezessiv

Tab. 3.5: Genetische Defekte beim Wachstumshormon (WH)-Mangel. IWHD = Isolierte Wachstumshormondefizienz.

te Stirn), die Akromikrie und insbesondere beim ausgeprägten Wachstumshormon-Mangel in Kombination mit weiteren hypophysären Hormonausfällen (ACTH, Gonadotropine LH und FSH) Hypoglykämien und beim Jungen der Mikropenis.

Der Kleinwuchs mit einem dysproportionierten Habitus tritt bei den verschiedenen Formen der Skelettdysplasien oder Stoffwechselerkrankungen auf. Bei Chromosomenanomalien und syndromalen Erkrankungen ist der Kleinwuchs lediglich Teil eines Symptomkomplexes mit typischen, weiteren Stigmata.

Diagnostik des Kleinwuchses

4. Diagnostik des Kleinwuchses

Die Grundlage der Diagnostik stellen die reproduzierbaren Messungen der Körpergröße mittels Stadiometer, der Körperproportionen und des Gewichts dar. Aus Einzelmessungen früherer Zeitpunkte wird die Wachstumsgeschwindigkeit errechnet. Diese Parameter sind in der Beurteilung des Gesundheitszustandes eines Kindes und in der Diagnostik pädiatrischer Erkrankungen bedeutende, mit geringem Aufwand zu messende Größen, deren Bestimmung zu jeder pädiatrischen Untersuchung gehören sollte. Die Messgrößen werden zur Beurteilung und Interpretation in aktuelle, populationsspezifische Perzentilenkurven eingetragen. Wird eine Köpergröße unter der 3. Perzentile (<SDS−2) gemessen und/oder eine Wachstumsgeschwindigkeit unter der 25. Perzentile (<SDS −1) berechnet, ist eine weiterführende Diagnostik gerechtfertigt.

Bestätigen die auxologischen Messungen den Kleinwuchs, müssen Normvarianten wie die konstitutionelle Entwicklungsverzögerung von Wachstum und Pubertät (KEV) und der familiäre Kleinwuchs abgegrenzt werden. Die pathologischen Kleinwuchsformen können dann in solche mit dysproportioniertem Habitus (Skelettdysplasien, metabolische Erkrankungen) und andere mit proportioniertem Habitus unterteilt werden. Der proportionierte Kleinwuchs kann sich bereits pränatal entwickelt haben (intrauterine Wachstumsverzögerung (SGA), Dysmorphiesyndrom, Chromosomenaberration) oder erst postnatal entstanden sein (Malnutrition, chronische Erkrankungen, Endokrinopathien).

Die Erhebung der Anamnese unter Berücksichtigung der Schwangerschaft, des Geburtsgewichts und der Geburtslänge, des Geburtsverlaufs, der psychomotorischen Entwicklung, der Dentition, von Vorerkrankungen oder Medikamenteneinnahme, der Ernährung, des Stuhlgangs, des Wachstumsverlaufs, der Körpergröße der Eltern, Geschwister und Großeltern und der elterlichen Pubertätsentwicklung liefert wichtige Informationen zur Einordnung des Kleinwuchses.

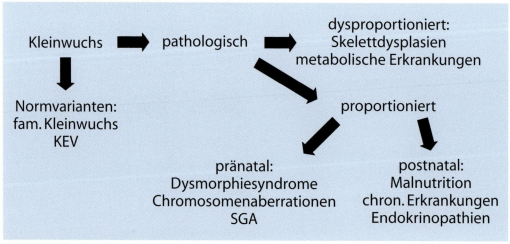

Abb. 4.1: Differenzialdiagnose des Kleinwuchses.

Eigenanamnese
• Schwangerschaftsverlauf, Gestationsalter, Kindslage
• Geburtsmodus, APGAR, Nabelschnur-pH, Geburtsmaße
• Meilensteine der Entwicklung
• Erkrankungen, Medikamenteneinnahme, Traumata, Operationen
• Ernährung, Flüssigkeitsaufnahme
• Stuhlgang
• Wachstumsverlauf
• Pubertätsentwicklung
• Leidensdruck
Familienanamnese
• Elterngrößen, Größe der Geschwister und Großeltern
• Menarchealter der Mutter, Pubertätsbeginn des Vaters
• Familiäre Erkrankungen
• Psychosoziale Situation
• Leidensdruck

Tab. 4.1: Anamnese bei Wachstumsstörungen.

- Neonatale Hypoglykämie, Ikterus prolongatus, Mikrophallus, traumatische Entbindung
- Schädelbestrahlung
- Schädelhirntrauma, ZNS-Infektion
- Blutsverwandtschaft oder betroffenes Familienmitglied
- Kranielle Mittelliniendefekte

Tab. 4.2: Anamnestische Hinweise auf einen Wachstumshormon-Mangel.

Die körperliche Untersuchung umfasst die eingehende internistische Untersuchung mit der Erfassung von Dysmorphiezeichen und Stigmata sowie die Erhebung der Pubertätsstadien nach Tanner.

Die Röntgenaufnahme der linken Hand wird zur Bestimmung des Knochenalters (z.B. Greulich und Pyle) und Beurteilung der ossären Morphologie angefertigt. Im ersten Lebensjahr kann die Knochenreifung in einem Röntgenbild des Knies und Knöchels beurteilt werden. Normalerweise stimmen chronologisches Alter und Knochenalter überein (± 1 Jahr). Wachstumsstörungen gehen in der Regel mit einer Retardierung (Kleinwuchs) oder Akzeleration (Großwuchs) des Knochenalters gegenüber dem chronologischen Alter einher. Das Knochenalter nach Greulich und Pyle ist die Grundlage zur Berechnung der prospektiven Endgröße nach Bayley-Pinneau. Tab. 4.3 liefert prozentuale Angaben der bereits erreichten Erwachsenengröße bei einem gegebenen Knochenalter im Verhältnis zu dem chronologischen Alter (retardiert/akzeleriert). Idealerweise stimmen die ermittelte prospektive Endgröße und die berechnete Zielgröße überein.

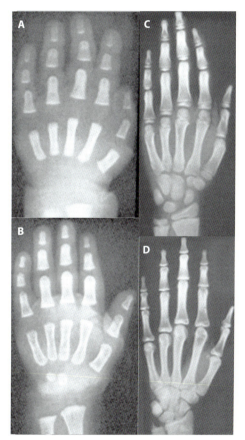

Abb. 4.2: Knochenalter nach Greulich und Pyle. **A**: Neugeborenes. Fehlende Ossifizierung der Epiphysen von Radius, Ulna, Phalangen, der Mittelhandknochen und der Handwurzelknochen. **B**: 9 Monate alter, männlicher Säugling: Ossifizierung von *Os capitatum* und *Os hamatum*. **C**: 9 Jahre alter Junge: Ossifizierung der Epiphysen von Radius, Ulna, Phalangen, der Mittelhandknochen und der Handwurzelknochen. **D**: 16 Jahre alter Junge: fast vollständiger Verschluss der Epiphysenfugen.

Skelettalter (Jahre und Monate)	Mädchen Skelettalter			Jungen Skelettalter		
	verfrüht	normal	verzögert	verfrüht	normal	verzögert
6,0		72,0	73,3			68,0
6,6		73,8	75,2			70,0
7,0	71,2	75,7	77,0	67,0	69,5	71,8
7,6	73,2	77,2	78,8	68,5	70,9	73,8
8,0	75,0	79,0	80,4	69,6	72,3	78,8
8,6	77,1	81,0	82,3	70,9	73,9	80,4
9,0	79,0	82,7	84,1	72,0	75,2	82,3
9,6	80,9	84,4	85,8	73,4	76,9	84,1
10,0	82,8	86,2	87,4	74,7	78,4	85,8
10,6	85,6	88,4	89,6	75,8	79,5	87,4
11,0	88,3	90,6	91,8	76,7	80,4	89,6
11,6	89,1	91,4	92,6	78,6	81,8	91,8
12, 0	90,1	92,2	93,2	80,9	83,4	92,6
12,6	92,4	94,1	94,9	82,8	85,3	93,2
13, 0	94,5	95,8	96,4	85,0	87,6	94,9
13,6	96,2	97,4	97,7	87,5	90,2	96,4
14,0	97,2	98,0	98,3	90,5	93,7	97,7
14,6	98,0	98,6	98,9	93,0	94,8	98,3
15,0	98,6	99,0	99,4	95,8	95,8	98,9
15,6	99,0	99,3	99,6	97,1	97,6	99,4
16,0	99,3	99,6	99,8	98,0	98,2	99,6
16,6	99,5	99,7	99,9	98,5	98,7	99,8
17,0	99,8	99,8	100,0	99,0	99,1	99,9
17,6	99,95	99,95			99,4	100,0
18,0		100,0			99,6	
18,6					100,0	

Tab. 4.3: Berechnung der prospektiven Endgröße nach Bayley-Pinneau.

Die allgemeine Labordiagnostik beinhaltet die Blutkörperchensenkung, das Blutbild, die Serumchemie und den Urinstatus zur Ermittlung der Entzündungszeichen, von Elektrolytstörungen, einer Anämie, Nephropathie oder Hepatopathie. Außerdem erfolgt die Bestimmung der Gliadin- und Transglutaminase Antikörper (IgA-AK) zum Ausschluss einer Zoeliakie unter Berücksichtigung der IgA-Konzentration, die Bestimmung der Schilddrüsenfunktion (TSH, T3, T4, fT4) und die Bestimmung der Serumkonzentrationen von Insulin-like growth factor I (IGF-I) und dessen Bindungsprotein IGFBP-3, um Hinweise auf einen Wachstumshormon-Mangel oder primären IGF-I-Mangel zu erhalten. IGF-I und IGFBP-3 werden abhängig vom Wachstumshormon gebildet und haben eine Halbwertzeit von 12-16 Stunden. Die punktuelle Bestimmung des Wachstumshormons ist wegen seiner pulsatilen Ausschüttung unsinnig, daher werden primär die Wachstumsfaktoren IGF-I und IGFBP-3, die quasi ein Integral der Wachstumshormon-Ausschüttung darstellen, im Serum gemessen. Die Interpretation der Messwerte erfolgt mittels alters- und geschlechtspezifischer Referenzen. Eine sekundäre Erniedrigung des IGF-I wird bei Neonaten, als Folge einer Malnutrition, einer Hypothyreose, eines Diabetes mellitus, einer

Laborwerte	Mögliche Störung
Blutbild, Ferritin	Anämie, Hämoglobinopathie, Eisenmangel
Diff. BB, BKS, CRP, Immunglobuline	Entzündliche Erkrankung, Immundefekte
Serumelektrolyte, Nierenretentionswerte, Blutgasanalyse, Urinanalyse	Nierenerkrankungen, Störung des Wasser-Elektrolyt-Haushaltes, Stoffwechselerkrankungen
Transaminasen, γGT, Albumin, Bilirubin	Lebererkrankungen
Ca, Phosphat, AP	Knochenerkrankungen
IgA, Gliadin- und Transglutaminase-IgA-Antikörper	Zöliakie
Endokrinologische Diagnostik	
TSH, T3, T4, fT4, ggf. SD-Antikörper	Hypothyreose, Autoimmunthyreoiditis
IGF-I, IGFBP-3	Wachstumshormon-Mangel, IGF-I-Mangel
DHEA-S, LH, FSH, Östradiol/Testosteron	Pubertas tarda, Hypogonadismus
24-Stunden-Urin: Kortisolausscheidung	Über- und Unterfunktion der NNR
Chromosomenanalyse Mädchen	Ullrich-Turner-Syndrom
Molekulargenetische Untersuchungen	Monogenetische Erkrankungen

Tab. 4.4: Ambulante Laboruntersuchungen bei Kleinwuchs.

Niereninsuffizienz, anderer chronischer Erkrankungen und der *Pubertas tarda* beobachtet.

Bei Mädchen wird eine Chromosomenanalyse zum Ausschluss eines UTS durchgeführt. Gezielte genetische Untersuchungen stehen bei klinischem Verdacht zur Verfügung: Analyse des *short stature homeobox* (SHOX)-Gens bei V.a. Léri-Weill-Syndrom oder idiopathischen Kleinwuchs, des Fibroblasten-Wachstumsfaktor-Rezeptor-3-Gens bei V.a. Hypo- oder Achondroplasie oder des Chromosom 15 bei V.a. Prader-Labhardt-Willi-Syndrom.

4.1. Diagnostik des Wachstumshormon-Mangels

Der Wachstumshormon-Mangel ist gekennzeichnet durch klinische, auxologische, biochemische, radiologische Merkmale und Veränderungen. Bei einer aktuellen Körpergröße unter -2 SDS werden zunächst andere Ursachen des Kleinwuchses wie die Hypothyreose, chronische Systemerkrankungen, ein Ullrich-Turner-Syndrom oder Skelettdysplasien ausgeschlossen. Die Indikation für die aufwändige Wachstumshormon-Diagnostik wird entsprechend einer internationalen Konsensus-Leitlinie nach auxologischen, anamnestischen und biochemischen Kriterien gestellt (☞ Tab. 4.5).

- Ausgeprägter Kleinwuchs (<SDS -3)
- Distanz zur Zielgrößenperzentile (>SDS 1,5)
- Kleinwuchs (<-2 SDS) und verlangsamte Wachstumsgeschwindigkeit (<-1 SDS)
- Verlust an Körperhöhen-SDS nach dem 2. Geburtstag in 1 Jahr (SDS $-0,5$)
- Niedrige Wachstumsgeschwindigkeit (<-2 SDS über 1 Jahr oder <$-1,5$ SDS über 2 Jahre)
- Intrakranielle Läsionen
- Multiple hypophysäre Hormonausfälle
- Neonatale Symptome oder Zeichen für einen Wachstumshormon-Mangel

Tab. 4.5: Kriterien für die Durchführung der Wachstumshormon-Diagnostik.

- Früher Beginn
- Positive Familienanamnese und Blutsverwandtschaft
- Körperhöhe <-3 SDS
- Niedrige Wachstumshormon-Stimulation und deutliche Erniedrigung von IGF-I und IGFBP-3

Tab. 4.6: Hinweise auf genetische Ursachen des Wachstumshormon-Mangels.

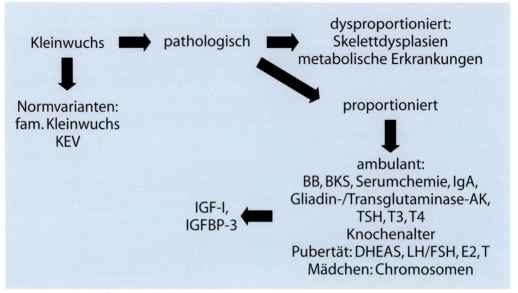

Abb. 4.3: Diagnostisches Vorgehen bei Kleinwuchs.

Zur Bestätigung und Differenzierung des isolierten Wachstumshormon-Mangels oder multipler hypophysärer Hormonausfälle nach der Neonatalzeit werden differenzierte Stimulationstests durchgeführt. In der Neonatalzeit weisen eine zufällig in der Hypoglykämie bestimmte Konzentration des Wachstumshormons im Serum <20 µg/l und ein erniedrigtes IGFBP-3 auf einen Wachstumshormon-Mangel hin. Unterschiedliche Faktoren mit negativem Einfluss auf die Wachstumshormon-Ausschüttung (Ernährungsstatus, Begleitmedikation wie Steroidhormone oder psychotrope Medikamente, psychosoziale Faktoren) müssen bei der Durchführung der Diagnostik berücksichtigt werden. Auch muss eine Hypothyreose vor der Testung der Hypophysenfunktion ausgeschlossen oder behandelt werden. Ein Hypogonadismus führt ebenfalls zu einem sekundären Wachstumshormon-Mangel. Daher wird bei infantilen Jugendlichen mit verspätetem Pubertätseintritt vor der Testung der Wachstumshormon-Sekretion zur Vermeidung eines falsch-positiven Ergebnisses eines Wachstumshormon-Mangels ein *"Priming"* mit Steroidhormonen empfohlen. Mädchen nehmen 2 mg Östradiolvalerat/Tag an den drei Tagen unmittelbar vor der Testung ein und bei Jungen wird 125 mg Testosteron-Oenanthat 3-10 Tage vor der Testung einmalig intramuskulär injiziert.

Zur Sicherung der Diagnose des Wachstumshormon-Mangels werden 2 Sekretionsteste mit pathologischem Ergebnis gefordert. Die Provokationsteste sollten morgens nüchtern und nach einem standardisierten Protokoll durch ein erfahrenes Team durchgeführt werden (☞ Abb. 4.4).

Die Bestimmung der Wachstumshormon-Konzentration im Serum sollte mit einem Immunoassay durchgeführt werden, der mittels monoklonaler Antikörper gegen einen rekombinanten, humanen 22 kDa-Standard (88/624 oder 98/574; 3 IU = 1 mg) misst. Die endogene Sekretion des Wachstumshormons stellt ein Kontinuum dar und reicht von einer normalen Ausschüttung über einen moderaten Mangel bis hin zum schweren Wachstumshormon-Mangel. Der untere Grenzwert der stimulierten Wachstumshormon-Konzentration wurde willkürlich unter 7-10 µg/l festgesetzt. In der Regel sind dann auch die Serumkonzentrationen von IGF-I und IGFBP-3 erniedrigt (<SDS −2). Bei der Interpretation der diagnostischen Ergebnisse sind die eingeschränkte Reproduzierbarkeit der unphysiologischen Stimulationsteste der Wachstumshormon-Ausschüttung und die bedeutsame Variabilität der unterschiedlichen Bestimmungsmethoden für das Wachstumshormon zu berücksichtigen.

	Arginin-Test	Insulin-Hypoglykämie-Test
Grundlage	Suppression Somatostatin, α-adrenerge + serotonerge Stimulation	α-adrenerge Stimulation, Suppression Somatostatin, Stimulation WH-RH
Durchführung	Morgens nüchtern, Infusion 0,5 mg/kg über 30 min, Blutentnahme nach 0, 30, 45, 60, 90, 120 min	Morgens nüchtern, 0,05-0,1 IE/kg Normalinsulin i.v., Blutentnahme nach 0, 15, 30, 45, 60, 90, 120 min
Nebenwirkungen	Metabolische Azidose, "pelzige Zunge", >120 min Hypoglykämie	Hypokaliämie, Hypoglykämie → ärztliche Überwachung, Krampfanfall
Kontraindikationen	Schwere Leber- und Niereninsuffizienz, Azidose	Krampfanfälle, <2 Jahre

Tab. 4.7: Beispielhafte Stimulationstests für Wachstumshormon.

Am häufigsten werden zur Überprüfung der hypophysären Wachstumshormon-Ausschüttung der Arginintest und der Insulintoleranztest durchgeführt. Mit dem Arginintest wird die Ausschüttung vom Wachstumshormon überprüft, mit dem Insulin-Hypoglykämietest die Ausschüttung von Wachstumshormon und von ACTH und Kortisol. Besteht der Verdacht auf weitere hypophysäre Hormonausfälle, muss die Ausschüttung der anderen Hormone mit spezifischen Stimulationstestungen überprüft werden (TRH, LHRH).

Bei ausreichendem Anstieg des Wachstumshormons in den Stimulationstests (>7-10 µg/l) und erniedrigten Serumkonzentrationen von IGF-I und IGFBP-3 ist ggf. ein Spontansekretionsprofil zum Ausschluss einer neurosekretorischen Dysfunktion anzuschließen. Hierbei wird über mindestens 12 Stunden, möglichst im Schlaf, alle 20 min die Wachstumshormonkonzentration im Blut bestimmt.

Beim Nachweis eines zentralen Hormonausfalls muss zum Ausschluss einer zentralen Fehlbildung oder zentralen Raumforderung (z.B. Kraniopharyngeom) eine MRT oder CT (Verkalkungen bei Kraniopharyngeom) durchgeführt werden. Die Hypophyse sollte in 2 mm dicken Schichten vor und nach Kontrastmittelgabe untersucht werden. Der Befund soll eine Aussage über intrakranielle Raumforderungen oder Fehlbildungen enthalten und außerdem Auskunft über die Höhe der Hypophyse, die Anatomie des Hypophysenstiels und die Lage der Neurohypophyse enthalten. Nach Diagnosestellung einer suprachiasmatischen Raumforderung sind auch augenärztliche Untersuchungen zur Bestimmung des Gesichtsfeldes indiziert.

4.2. Diagnostik des IGF-I-Mangels

Niedrige IGF-I-Konzentrationen im Serum bei normaler oder vermehrter Wachstumshormon-Sekretion können auch Hinweis auf das Vorliegen eines primären IGF-I-Mangels sein. Bei entsprechender Befundkonstellation wird dann ein IGF-Generationstest durchgeführt. Die IGF-I- und IGFBP-3-Konzentrationen im Serum werden vor und nach Gabe von Wachstumshormon (0,035 mg/kg/die s.c über 4-7 Tage) gemessen. Steigen die Konzentrationen von IGF-I (<15 mg/l) und von IGFBP3 (<0,4 mg/l) im Serum nicht signifikant an, besteht der Verdacht auf einen primären IGF-I-Mangel. Diese Grenzwerte sind möglicherweise zu niederig und sind daher Gegenstand aktueller Diskussionen (☞ Abb. 4.5).

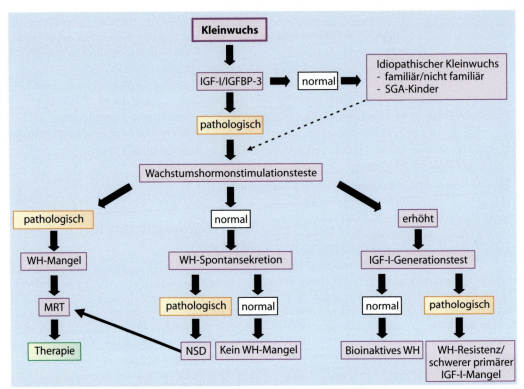

Abb. 4.4: Algorithmus zum diagnostischen Vorgehen bei Kleinwuchs und erniedrigten Serumkonzentrationen von IGF-I und IGFBP-3 (nach Hauffa 2008). NSD = Neurosekretorische Dysfunktion; WH = Wachstumshormon.

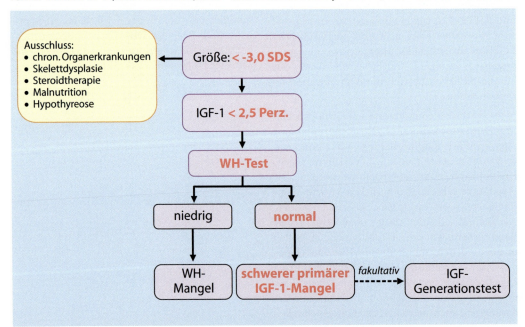

Abb. 4.5: Algorithmus zur Diagnostik des schweren primären IGF-I-Mangels (nach Bettendorf, Ranke, Schnabel, Wölfle).

Therapie des Kleinwuchses

5. Therapie des Kleinwuchses

Das Ziel der diagnostischen Abklärung und der differentialdiagnostischen Überlegungen muss die eindeutige Zuordnung des Kleinwuchses und der Wachstumsstörung zu einer Diagnose sein, denn nur so lässt sich eine sinnvolle Therapie planen und umsetzen. Nicht jede Form des Kleinwuchses erfordert eine Therapie und nicht für jede Wachstumsstörung ist eine Therapie verfügbar. Im Vordergrund steht zunächst immer die Behandlung der Grunderkrankung und nicht der symptomatische Therapieansatz. Normvarianten wie der familiäre Kleinwuchs oder die konstitutionelle Entwicklungsverzögerung von Wachstum und Pubertät werden benannt und mit dem Betroffenen und seiner Familie besprochen und entsprechend eingeordnet.

Bei ausgeprägtem Leidensdruck kann die niedrig dosierte Gabe von Testosteron beim Jungen (Testosteronazetat, 50 mg i.m./Monat × 3-6) oder von Östrogen beim Mädchen (Östradiolvalerat 0,2 mg/die p.o. über 3-6 Monate) im Rahmen der konstitutionellen Entwicklungsverzögerung zur Induktion der Pubertät und damit zur Verbesserung des Wachstums einen sinnvollen Therapieansatz darstellen.

Liegt der Wachstumsstörung eine Mangel- oder Fehlernährung zu Grunde, wird die Ernährung des Kindes analysiert und ein adäquater Diätplan erstellt und dann mit den Familien versucht, diesen im Alltag erfolgreich umzusetzen. Chronische Organerkrankungen oder entzündliche Systemerkrankungen werden spezifischen Therapien der entsprechenden Fachrichtung zugeführt. Bei primär metabolischen oder endokrinologischen Erkrankungen mit konsekutiver Wachstumsstörung wie z.B. der Hypothyreose wird eine kausale Therapie, die Schilddrüsenhormonsubstitution, eingeleitet, die dann zu einer Normalisierung der Körpergröße führt. Die Indikation und Dosierung von Medikamenten (z.B. Glukokortikoide) muss überprüft werden, um deren hemmenden Einfluss auf das Wachstum zu reduzieren.

Die Beratung steht bei kleinwüchsigen Jugendlichen mit vorangeschrittener Pubertätsentwicklung und entsprechend vorangeschrittener Knochenreifung im Vordergrund, da deren Längenwachstum dann bereits im wesentlichen abgeschlossen ist und keine vernünftigen Therapieansätze zur Verbesserung der Körperhöhe mehr existieren. In solchen Fällen kann eine psychologische Fachberatung und Therapie sinnvoll sein, um die Akzeptanz der eigenen, dann als zu gering empfundenen Körpergröße zu stärken und zu verbessern.

Persistiert trotz adäquater Behandlung der Grunderkrankung die Wachstumsstörung, sollte eine erneute Evaluierung des Patienten erfolgen, um eine weitere Erkrankung zu erkennen. So kann auch bei einem Patienten mit Niereninsuffizienz eine Zoeliakie bestehen oder bei einem Kind mit einer zentralen Hypothyreose zusätzlich ein Wachstumshormon-Mangel vorliegen.

5.1. Therapie des Kleinwuchses mit Wachstumshormon

Das primäre Ziel der Behandlung mit biosynthetischem Wachstumshormon ist es, die Körperhöhe in der Kindheit zu verbessern und eine Erwachsenengröße im Bereich der Zielgröße und der Referenzperzentilen zu erreichen. Daneben hat das Wachstumshormon aber auch anabole, lipolytische und weitere metabolische Effekte und beeinflusst so insgesamt die Körperzusammensetzung.

Die Behandlung mit biosynthetischem Wachstumshormon ist z.Zt. bei folgenden Indikationen im Kindesalter zugelassen (Deutschland):

- hypophysärer Kleinwuchs: Kleinwuchs durch fehlende oder unzureichende Ausschüttung von Wachstumshormon (Wachstumshormon-Mangel) $\Rightarrow$ 0,025-0,035 mg/kg/die oder 0,7-1,0 mg/m² KO s.c.
- Kleinwuchs infolge eines Ullrich-Turner-Syndroms $\Rightarrow$ 0,045-0,067 mg/kg/die oder 1,3-2,0 mg/m² KO s.c.
- Kleinwuchs infolge einer SHOX-Defizienz $\Rightarrow$ 0,045 mg/kg/die oder 1,4 mg/m² KO s.c.
- Kleinwuchs als Folge einer intrauterinen Wachstumsverzögerung (SGA) $\Rightarrow$ 0,035 mg/kg/die oder 1,0 mg/m² KO s.c.
- Kleinwuchs bei Prader-Labhardt-Willi-Syndrom: Verbesserung des Wachstums und Normalisierung der Körperzusammensetzung $\Rightarrow$ 0,035 mg/kg/die oder 1,0 mg/m² KO s.c.

- Kleinwuchs infolge einer chronischer Niereninsuffizienz ⇒ 0,045-0,05 mg/kg/die oder 1,4 mg/m² KO s.c.

- Stoffwechsel
  - Anabole Wirkung mit Steigerung der Proteinsynthese, Glykogenaufbau, Erhöhung des Insulinspiegels, verminderte Glukoseutilisation
  - Lipolyse, Umbau von Fetten in Kohlenhydrate, Vermehrung der LDL-Rezeptoren der Leber
- Wasser-/Elektrolythaushalt
  - Erhöhung der Natrium-, Kalium- und Phosphatretention
  - Erhöhung des extrazellulären Volumens
- Knochen
  - Stimulation des Knochenaufbaus
  - Erhöhung der Knochendichte
  - Vermehrung der Chondrozyten der Epiphysenfuge
- Muskulatur
  - Erhöhung der Skelettmuskel- und Herzmuskelkraft
  - Erhöhung der Leistungsfähigkeit
- Erythropoese
  - Stimulation

Tab. 5.1: Metabolische Effekte des Wachstumshormons.

5.2. Therapie des Wachstumshormon-Mangels

Beim hypophysären Kleinwuchs wird eine Hormonsubstitution mit biosynthetisch hergestelltem Wachstumshormon (0,025-0,035 mg/kg/die s.c.) durchgeführt, während bei den anderen oben aufgeführten Indikationen kein eigentlicher Hormonmangel besteht und eine pharmakologische Therapie mit Wachstumshormon durchgeführt wird (0,035-0,067 mg/kg/die s.c.). Auch höhere Dosen können individuell erforderlich sein. Bei adipösen Patienten wird die Dosis auf der Körperoberfläche bezogen (0,7-1,4 mg/m²/die s.c.). Im Rahmen der Kontrolluntersuchungen wird die Dosis dem zunehmenden Körpergewicht angepasst. Die Behandlung wird in der Regel nach der Diagnosestellung begonnen und bis zum Abschluss der Längenwachstumsentwicklung bei einem Knochenalter von 14 Jahren bei Mädchen oder einem Knochenalter von 16 Jahren bei Jungen und einer Wachstumsgeschwindigkeit < 2 cm/Jahr fortgeführt. Wird der Wachstumshormon-Mangel durch einen Hirntumor (z.B. Kraniopharyngeom) verursacht, steht zunächst die onkologische bzw. chirurgische Behandlung im Vordergrund. Die Behandlung mit biosynthetischem Wachstumshormon ist bei einer akuten Tumorerkrankung kontraindiziert, obwohl bisher kein eindeutiger Zusammenhang zwischen dieser Behandlung und der Entwicklung von Neoplasien, deren Progression oder von Rezidiven nachgewiesen werden konnte. In der Regel wird ein Jahr nach Abschluss der Tumorbehandlung die Behandlungsindikation mit Wachstumshormon überprüft. Über ein erhöhtes Risiko für das Auftreten von Zweitmalignomen (Meningeome) wurde bei überlebenden Kindern nach einer Tumorerkrankung, die mit Wachstumshormon behandelt wurden, berichtet. Diese Risiko nahm jedoch mit zunehmender Nachbeobachtungszeit wieder ab (Ergun-Longmire et al. 2006).

Zur Behandlung stehen mehrere Präparate verschiedener Hersteller zur Verfügung, die durch unterschiedliche biotechnologische Verfahren rekombinant hergestellt werden und ungleiche Lösungsmittel und Konservierungsmittel enthalten. Diese Präparate werden in unterschiedlichen Darreichungsgrößen angeboten und mittels verschiedenartiger Injektionshilfen (Pen) appliziert. Es werden Pens zur Injektion des Wachstumshormons mit und ohne Injektionsnadeln angeboten. Einzelne Präparate existieren bereits in gelöster Form, während andere als Pulver vorliegen und vom Anwender noch gelöst werden müssen. Das Zulassungsspektrum der einzelnen Wachstumshormon-Präparate ist nicht identisch.

Die Eltern und das Kind werden nach der Indikationsstellung zur Wachstumshormon-Behandlung in die Handhabung des Injektionsgerätes (Pens) und die Injektionstechnik im Rahmen einer Patientenschulung durch eine Fachkraft eingewiesen, damit die Injektionen selbstständig und regelmäßig zuhause durchgeführt werden können. Die Auswahl des Präparates erfolgt entsprechend der Behandlungsindikation, nach individuellen Gesichtspunkten wie z.B. der Dosierung und den spezifischen Bedürfnissen des Patienten und seiner

Familie. Die Injektionen sollen täglich abends ohne Unterbrechungen im Urlaub oder ähnlichen Situationen subkutan erfolgen. Die Injektionsstelle sollte täglich gewechselt werden, um eine Lipatrophie im Bereich der Injektionsstelle zu vermeiden. Ältere Kinder führen die Injektionen selbstständig unter Aufsicht durch. Die Therapie kann während interkurrenter Erkrankungen unverändert weiter fortgeführt werden.

Kontrolluntersuchungen werden während der Behandlung in regelmäßigen Abständen von 3-6 Monaten durch einen Pädiatrischen Endokrinologen empfohlen. Das primäre Behandlungsziel ist eine Zunahme der Körperhöhe durch eine Zunahme der Wachstumsgeschwindigkeit und eine Normalisierung der Körperzusammensetzung (Reduktion der Fettmasse, Aufbau von Muskelmasse).

Mehrere mathematische Prädiktionsmodelle wurden entwickelt, um die Behandlung mit Wachstumshormon zu optimieren. Diese Modelle ermöglichen den Patienten, deren Familien, aber auch den behandelnden Ärzten realistische Erwartungen an die Therapie zu entwickeln und das individuelle Ansprechen auf die Behandlung zu überprüfen. Einzelne Modelle wurden validiert und stehen für die praktische Anwendung zur Verfügung (www.growthprediction.org). Das Prädiktionsmodell bei Patienten mit Wachstumshormon-Mangel berücksichtigt das Alter bei Therapiebeginn, den aktuellen Körperhöhen-SDS, den mittleren Elternhöhen-SDS, den Geburtsgewicht-SDS, den Körpergewicht-SDS, die maximale Wachstumshormon-Ausschüttung im Stimulationstest und die Wachstumshormon-Dosis. Ungefähr 40-50 % der Variabilität des individuellen Ansprechens eines Patienten auf die Wachstumshormon-Therapie werden durch dieses mathematische Regressionsmodell erklärt. Es wird ein Index of responsiveness (IoR) errechnet, der das Verhältnis des tatsächlichen Wachstums und des vorhergesagten Wachstums wiedergibt. Diese Berechnungen ermöglichen das Erkennen von Therapieversagern (unterdurchschnittliches Ansprechen) und damit das Erkennen von Problemen mit der Compliance oder anderer Faktoren, die einen Therapieerfolg kompromittieren. Dabei entspricht ein IoR von 0 dem im Prädiktionsmodell vorhergesagten Wachstum, ein IoR >1 einem überdurchschnittlichem Wachstum und ein IoR <1 einem unterdurchschnittlichem Wachstum.

Die wichtigsten Erfolgsparameter im Serum sind IGF-I und IGFBP-3, die während der Behandlung mit biosynthetischem Wachstumshormon in den Normbereich ansteigen und im oberen Referenzbereich liegen sollten, allerdings nicht immer eine gute Korrelation zum Ansprechen auf die Behandlung zeigen. Das molare Verhältnis von IGF-I zu IGFBP-3 sollte nicht überproportional ansteigen und kleiner 1 SDS betragen. Bei einem überschießenden Anstieg von IGF-I sollte eine Dosisanpassung erwogen werden. Das Knochenalter wird jährlich bestimmt, um eine harmonische Knochenreifung zu überprüfen und zu gewährleisten. Außerdem wird der Fettstoffwechsel (Cholesterin, Triglyceride) und der Glukosestoffwechsel (HbA_{1c}) kontrolliert. Die Schilddrüsenfunktion sollte ebenfalls regelmäßig überprüft werden, da Wachstumshormon zum einen die periphere Konversion von T4 zu T3 fördert, zum anderen sich während der Behandlung eine zentrale Hypothyreose demaskieren kann, die dann eine Schilddrüsenhormonsubstitution erforderlich macht. Auch können sich weitere hypophysäre Hormonausfälle entwickeln (ACTH, Gonadotropine). Daher wird im Pubertätsalter nicht nur die körperliche Entwicklung durch das Erfassen der Pubertätsstadien nach Tanner untersucht, sondern auch der Marker der Adrenarche, DHEA-S, und die Gonadotropine sowie die Sexualsteroide Östradiol beim Mädchen und Testosteron beim Jungen im Serum gemessen. Der Anteil des pubertären Wachstums an der Erwachsenengröße beträgt bei Jungen ungefähr 17 % und bei Mädchen 12 %. Daher muss die Behandlung in dieser Entwicklungsphase besondere Beachtung finden.

Intervall	Untersuchung
3-6 Monate	Auxologie, körperliche Untersuchung, BB, Serumchemie, Triglyceride, Cholesterin, HbA_{1c}, Glukose/Insulin (nüchtern), IGF-I, IGFBP-3, TSH, T3, T4, fT4
Pubertät	DHEA-S, LH, FSH, Testosteron/ 17β-Östradiol
12 Monate	Röntgen der linken Hand

Tab. 5.2: Kontrolluntersuchungen während der Therapie mit Wachstumshormon.

5.2.1. Therapie des Wachstumshormon-Mangels in der Pubertät

Normalerweise nimmt die hypophysäre Wachstumshormon-Ausschüttung während der Pubertät zu und erreicht ihr Maximum zeitgleich mit dem Auftreten des pubertären Wachstumsspurts. Auch die Konzentrationen des IGF-I und IGFBP-3 steigen während der Pubertät im Serum deutlich an. Das Wachstum in der Pubertät baut auf dem präpubertären Wachstum auf, ist abhängig vom Eintrittszeitpunkt der Pubertätsentwicklung, von dem Tempo der Progression der Entwicklung und vom Zeitpunkt des Epiphysenfugenschlusses am Ende der Pubertät. Bei Patienten mit Wachstumshormon-Mangel scheint der Pubertätsbeginn unter Berücksichtigung des chronologischen Alters verzögert und die Dauer der Pubertätsentwicklung verkürzt zu sein. Während der Pubertät wird ein relativer Verlust der Körperhöhe beobachtet, der bei Mädchen ausgeprägter ist als bei Jungen. Das Pubertätswachstum korreliert negativ mit dem Alter bei Therapiebeginn mit Wachstumshormon und mit dem präpubertären Wachstum, hingegen positiv mit dem Wachstum im ersten Behandlungsjahr, mit der mittleren Wachstumshormon-Dosis während der Pubertät und mit der Zielgröße. Ältere Untersuchungen zeigen, dass das genetische Wachstumspotential trotz der Wachstumshormon-Therapie bei Kindern mit isoliertem Wachstumshormon-Mangel häufig nicht ausgeschöpft werden kann. Insbesondere ist das pubertäre Wachstum unbefriedigend, da nach dem Beginn der Geschlechtsentwicklung die Wachstumshormon-Therapie die absolute Körperhöhe nicht mehr verbessert. Das bei Pubertätsbeginn noch bestehende Wachstumsdefizit kann im weiteren Pubertätsverlauf nicht mehr aufgeholt werden (☞ Abb. 5.1).

Die Patienten einer nordamerikanischen Studie erreichten durchschnittlich eine günstigere Endgröße; insbesondere wurde bei diesen Jugendlichen mit Wachstumshormon-Mangel noch nach dem Einsetzen der Pubertätsentwicklung ein weiteres Aufholwachstum beobachtet. Ein wesentlicher Unterschied zwischen der europäischen Studie (WH-Dosis 0,2 mg/kg/Woche, durchschnittlich 3 Injektionen pro Woche) und der nordamerikanischen Studie (WH-Dosis 0,3 mg/kg/Woche, drei oder sieben Injektionen pro Woche) war der Modus (Dosis und Injektionsfrequenz) der Wachstumshormon-Therapie (☞ Abb. 5.2).

Die Behandlung mit Wachstumshormon beeinflusst weder den Zeitpunkt des Pubertätsbeginns noch das Voranschreiten oder den Abschluss der Pubertätsentwicklung bei kleinwüchsigen Kindern (Lescheck et al. 2001). Einzelne Untersuchungen belegen, dass kleinwüchsige Patienten mit Wachstumshormon-Mangel, die bei Pubertätsbeginn noch ein ausgeprägtes Wachstumsdefizit aufweisen, von einer Dosisanhebung profitieren. So konnte die Wachstumshormon-Behand-

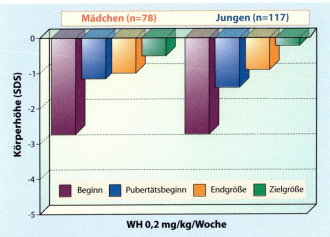

Abb. 5.1: Wachstumshormon-Therapie bei 195 Kindern mit idiopathischem Wachstumshormon-Mangel: Körperhöhen in SDS bei Behandlungsbeginn, bei Pubertätsbeginn und die erreichte Endgröße und die Zielgröße ausgedrückt als SDS (nach Ranke et al. 1997).

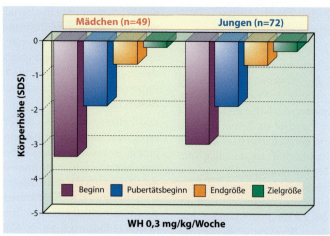

Abb. 5.2: Wachstumshormon-Therapie bei 121 Kindern mit idiopathischem Wachstumshormon-Mangel: Körperhöhen in SDS bei Behandlungsbeginn, bei Pubertätsbeginn und die erreichte Endgröße und die Zielgröße ausgedrückt als SDS (nach Blethen et al. 1997).

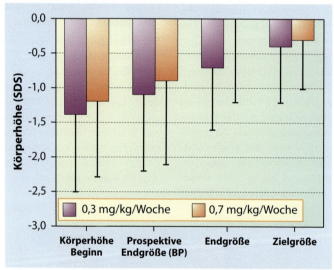

Abb. 5.3: Wachstumshormon-Behandlung von 97 Jugendlichen mit Wachstumshormon-Mangel in der Pubertät über 4 Jahre (0,3 mg/kg/Woche oder 0,7 mg/kg/Woche, nach Mauras et al. 2000).

lung über 4 Jahre mit 0,7 mg/kg/Woche gegenüber 0,3 mg/kg/Woche die Erwachsenengrößen um durchschnittlich 5,7 cm verbessern (☞ Abb. 5.3 + 5.4). Die Steigerung der Injektionsfrequenz auf zwei Injektionen pro Tag führte zu vergleichbaren Ergebnissen. Die Varianz des individuellen Ansprechens auf eine Wachstumshormon-Therapie ist erheblich, daher ist eine individualisierte Behandlung erforderlich, um das genetische Wachstumspotential des einzelnen Patienten auszuschöpfen. Eine generelle Dosiserhöhung in der Pubertät ist nicht angezeigt.

5.2. Therapie des Wachstumshormon-Mangels

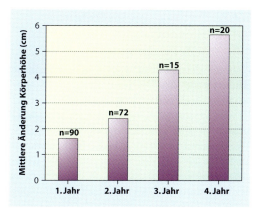

Abb. 5.4: Differenz der mittleren Änderung der Körpergrößen von 97 Jugendlichen mit Wachstumshormon-Mangel nach 4 Jahren Behandlung mit Wachstumshormon: 0,3 mg/kg/Woche oder 0,7 mg/kg/Woche (nach Mauras et al. 2000).

Patienten mit Wachstumshormon-Mangel und Gonadotropin-Mangel erreichen eine bessere Endgröße als Patienten mit isoliertem Wachstumshormon-Mangel. Daher wurde als weitere Behandlungsstrategie in der Pubertät eine zusätzliche Behandlung mit einem GnRH-Analogon verfolgt, um durch die Verzögerung der Knochenreifung die Endgröße zu verbessern. Diese zusätzliche Behandlung in der Pubertät zur Suppression der Sexualsteroide und damit zur Verlangsamung der Knochenreifung kann bei einzelnen Patienten mit Wachstumshormon-Mangel, die noch bei Pubertätsbeginn ein Wachstumsdefizit aufweisen oder eine unbefriedigende Endgrößenprognose in der Pubertät haben, zu einer Verbesserung der Endgröße im Bereich ihrer Zielgröße führen. Allerdings muss die mögliche psychische Belastung für den Jugendlichen durch die verzögerte Pubertätsprogression bei dieser Therapieerweiterung berücksichtigt werden und in ein vernünftiges Verhältnis zum möglichen Zugewinn an Körpergröße gesetzt werden. Der therapeutische Einsatz von Inhibitoren der Aromatase (z.B. Anastrozol 1 mg/Tag) oder Antagonisten des Östrogenrezeptors insbesondere bei Jungen zur Verlangsamung der Knochenreifung und damit zur Verbesserung der Endgröße ist Gegenstand klinischer Untersuchungen und damit noch experimenteller Natur.

Zusammenfassend kann die Behandlung mit Wachstumshormon bei Patienten mit Wachstumshormon-Mangel zu einer Normalisierung der Körpergröße in der Kindheit und zu einer Erwachsenengröße im Bereich der Zielgröße führen. Der Größenzuwachs im ersten Behandlungsjahr und der Größengewinn vor dem Pubertätseintritt korrelieren signifikant mit dem Therapieerfolg insgesamt. Daher sind wesentliche Voraussetzungen für eine erfolgreiche Behandlung des Wachstumshormon-Mangels mit Wachstumshormon ein früher Behandlungsbeginn und eine Normalisierung der Körperhöhe vor dem Pubertätseintritt in der Kindheit (☞ Abb. 5.5). Die individuelle Ansprechbarkeit *(responsiveness)* auf die Behandlung mit Wachstumshormon scheint auch mit einem Polymorphismus im Wachstumshormon-Rezeptorgen, der eine genomische Deletion des Exon 3 (WH-R-d3) bedingt, assoziiert zu sein. Diese Deletion beeinflusst nicht die Affinität des Wachstumshormons zu seinem Rezeptor, aber die Signaltransduktion nach Bindung des Wachstumshormons an den d3-WH-R Homo- (d3/d3) oder Heterodimer (fl/d3) des Rezeptors ist 30% höher als die nach Bindung an den kompletten *(full-length, fl/fl)* Rezeptor. Eine bessere Ansprechbarkeit auf die Behandlung mit Wachstumshormon könnte nun mit dem Vorliegen dieses Polymorphismus des Wachstumshormonrezeptorgens verknüpft sein.

5.2.2. Therapie des Wachstumshormon-Mangels nach Abschluss der Pubertät in der Adoleszenz

Während der Kindheit werden unterschiedliche Schweregrade des Wachstumshormon-Mangels behandelt, während im Erwachsenenalter nur der schwere Wachstumshormon-Mangel, der charakterisiert ist durch mindestens einen zusätzlichen hypophysären Hormonmangel, eine Behandlungsindikation darstellt. Daher muss in der Übergangsphase der Adoleszenz nach dem Abschluss des Wachstums und der Pubertät die Behandlung mit Wachstumshormon beendet und die Diagnose des Wachstumshormon-Mangels erneut evaluiert werden. Lediglich Patienten mit angeborenem oder erworbenem Panhypopituitarismus können ohne Unterbrechung weiterbehandelt werden. Bei den anderen Patienten mit einem in der Kindheit diagnostizierten Wachstumshormon-Mangel wird frühestens vier Wochen nach Beendigung der Therapie die Diagnose mittels Messung der Konzentration von IGF-I im Serum und oder eines Wachstumshormon-Stimulationstests überprüft. In einer Konsensus-Stellungnahme der Europäischen Gesellschaft für Pädiatrische Endokrinologie wurde in Abhängigkeit von der Wahrscheinlichkeit des Vorliegens eines Wachstumshormon-Mangels die Vorgehensweise zur Überprüfung des Wachstumshormon-Mangels aufgezeigt (☞ Abb. 5.6). Die empfohlenen Testungen sind der Insulin-Hypoglykämie-Test oder alternativ der Arginin- oder Glukagon-Test. In der Übergangsphase wird die Serumkonzentration von IGF-I <−2 SDS und die stimulierte Konzentration vom Wachstumshormon im Serum <5 µg/l als pathologisch angesehen.

Die Ratio zur Fortführung der Wachstumshormon-Substitution in der Adoleszenz (bis zum 23. Lebensjahr) beruht auf den metabolischen Effekten des Wachstumshormons (☞ Tab. 5.1). Wachstumshormon bewirkt einen Zuwachs an fettfreier Masse, eine Abnahme der Fettmasse und eine Zunahme der Knochenmasse. Die Relation der Muskelmasse zur Fettmasse (lipolytischer und proteinsparender Effekt) nimmt wie auch die Gesamtmuskelmasse zu. Das allgemeine Wohlbefinden und die individuelle Leistungsfähigkeit werden gesteigert.

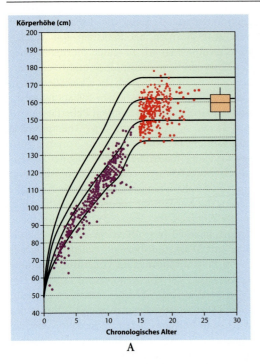
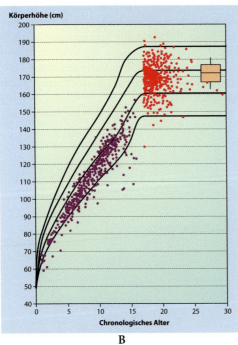

Abb. 5.5: Körperhöhen bei Behandlungsbeginn und im Erwachsenenalter nach Behandlung mit Wachstumshormon von weiblichen (**A**, n=331) und männlichen (**B**, n=505) kaukasischen Patienten mit Wachstumshormon-Mangel (nach Reiter et al. 2006).

5.2. Therapie des Wachstumshormon-Mangels

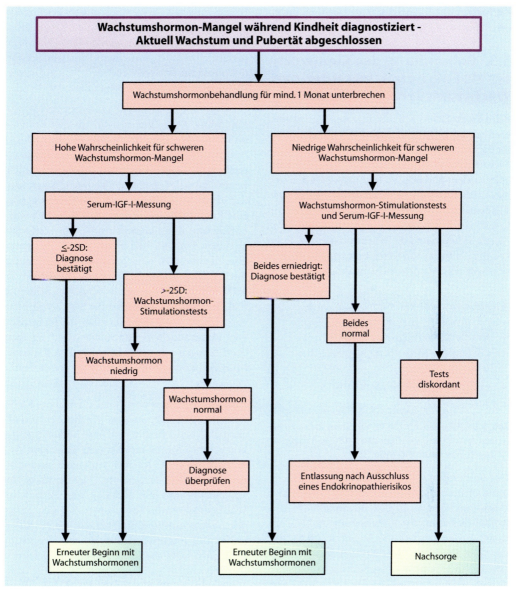

Abb. 5.6: Algorithmus zur Überprüfung der Diagnose des Wachstumshormon-Mangels bei ausgewachsenen Jugendlichen mit Wachstumshormon-Mangel nach Abschluss der Wachstumshormon-Therapie (nach Clayton et al. 2005).

Nach der Bestätigung der Diagnose des Wachstumhormon-Mangels wird die Behandlung mit Wachstumshormon mit 0,2-0,5 mg/die s.c. wieder aufgenommen. Diese niedrigere Dosis im Vergleich zu der in der Kindheit applizierten Dosis beruht auf dem physiologischen Abfall des Wachstumshormons und IGF-I im Serum nach der Pubertät. Die Serumkonzentrationen von IGF-I sollen im oberen alters- und geschlechtsspezifischen Referenzbereich (SDS 0 < IGF-I < SDS+2) liegen. Verlaufskontrollen sind in 6-monatlichen Abständen sinnvoll; gleichzeitig werden der Kohlenhydratstoffwechsel (Glukose, Insulin, HbA_{1c}) und der Lipidstoffwechsel (Triglyceride, Cholesterin) überprüft. Der Hauptzielparameter der Behandlung mit Wachstumshormon in der Transitionsphase ist die Knochenmasse *(peak bone mass)* als ein Marker der Körperzusammensetzung, die einen T-Score >1 erreichen soll.

5.3. Behandlung des Kleinwuchses als Folge einer intrauterinen Wachstumsverzögerung (SGA)

Beim Kleinwuchs nach intrauteriner Wachstumsverzögerung gelten stringente Indikationskriterien für die Wachstumshormon-Behandlung. Die Kinder müssen bei Geburt bezogen auf das Gestationsalter zu klein und oder zu leicht gewesen sein und nach dem 4. Geburtstag noch einen ausgeprägten Kleinwuchs aufweisen. Die Körperhöhe muss unterhalb der durch die Elterngrößen beeinflussten Zielgröße liegen und die Wachstumsgeschwindigkeit muss normal oder erniedrigt sein, es darf also kein spontanes Aufholwachstum vorhanden sein:

- Geburtsgewicht und oder Geburtslänge <−2 SDS
- Aktuelle Körperhöhe <−2,5 SDS
- Differenz der Körperhöhe zur elterlichen Zielgröße <−1 SDS
- Wachstumsgeschwindigkeit ≤0 SDS
- Chronologisches Alter >4 Jahre

Tab. 5.3: Kriterien für die Behandlung kleinwüchsiger Kinder nach intrauteriner Wachstumsverzögerung (SGA) mit Wachstumshormon.

Das unmittelbare Ziel der Therapie mit Wachstumshormon bei Kindern nach intrauteriner Wachstumsverzögerung ist die Induktion eines Aufholwachstums zur Verbesserung und Normalisierung der Körperhöhe in der Kindheit und dann das Erreichen einer Erwachsenengröße im Bereich der populationsspezifischen Referenzgrößen und ihrer Zielgrößen. Die Richtdosis dieser pharmakologischen Behandlung entspricht 0,035 mg/kg/die s.c. oder 1 mg/m^2/die s.c. Wachstumshormon. Zunächst wird über zwei Wochen mit 60 % der errechneten Wachstumshormon-Menge behandelt und erst dann die vollständig errechnete Menge appliziert. Die Therapie wird bis zum Erreichen der Endgröße durchgehend fortgeführt. Kriterien für einen Abbruch der Therapie sind eine Wachstumsgeschwindigkeit nach dem ersten Therapiejahr <1 SDS oder eine Wachstumsgeschwindigkeit <2 cm/Jahr oder ein Knochenalter von ≥14 Jahren bei Mädchen und von ≥16 Jahren bei Jungen als Folge des Schlusses der Epiphysenfugen am Ende der Pubertät. Regelmäßige Kontrolluntersuchungen werden in 3- bis 6-monatigen Abständen von einem Pädiatrischen Endokrinologen entsprechend den Standarduntersuchungen während der Behandlung mit Wachstumshormon durchgeführt.

Ein früher Behandlungsbeginn in der Kindheit und eine adäquate Wachstumshormon-Dosierung sind wichtige Voraussetzungen für die erfolgreiche Therapie. Klinische Studien konnten zeigen, dass die behandelten kleinwüchsigen Kinder nach intrauteriner Wachstumsverzögerung eine Erwachsenengröße innerhalb ihrer Referenzpopulation und entsprechend ihrer Zielgröße erreichen können. Van Pareren et al. berichten über die Endgrößen nach 7,8 Jahren Behandlung mit Wachstumshormon bei 54 Patienten von SDS −0,9 (0,067 mg/kg/die) und von SDS −1,1 (0,033mg/kg/die), korrigiert für die Elterngrößen von SDS −0,2 und von SDS −0,4. Die Endgrößen von unbehandelten Kontrollpatienten entsprachen dagegen lediglich SDS −2,3. Die Verbesserung der Körpergrößen betrug in dieser Studie SDS 1,8 und SDS 2,1 (☞ Abb. 5.7 + 5.8).

Patienten mit einer syndromalen Form des Kleinwuchses nach intrauteriner Wachstumsverzögerung sprechen schlechter auf eine Behandlung mit Wachstumshormon an als solche ohne eine syndromale Form des Kleinwuchses nach intrauteriner Wachstumsverzögerung. Der Einfluss des Polymorphismus mit Deletion des Exon 3 im Wachstumshormon-Rezeptorgen auf den Erfolg der Wachstumshormon-Therapie beim Kleinwuchs nach intrauteriner Wachstumsverzögerung kann noch nicht abschließend beurteilt werden.

Die Behandlung ist am erfolgreichsten, wenn sie bis zum Erreichen der Erwachsenengröße kontinuierlich fortgesetzt wird. Eine Unterbrechung der Therapie führt zu einem Verlust an Körperhöhe (☞ Abb. 5.9).

Auch für die Behandlung des Kleinwuchses nach intrauteriner Wachstumsverzögerung wurden mathematische Prädiktionsmodelle entwickelt, um das individuelle Ansprechen auf die Behandlung mit Wachstumshormon berechnen zu können. Im ersten Behandlungsjahr korrelieren die Dosis, das Gewicht des Patienten und die Elterngröße positiv und das Alter des Patienten bei

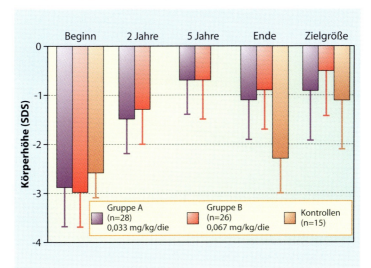

Abb. 5.7: Körperhöhen (SDS) bei Beginn, während und nach der Behandlung mit Wachstumshormon von 54 Patienten mit Kleinwuchs nach intrauteriner Wachstumsverzögerung und deren Zielgrößen im Vergleich zu den Körpergrößen 15 unbehandelter Kontrollen (nach van Pareren et al. 2003).

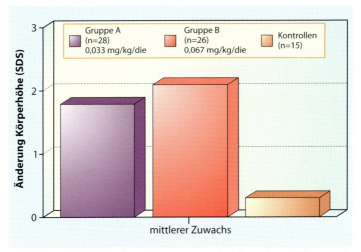

Abb. 5.8: Änderung der Körperhöhen (SDS) von 54 Patienten mit Kleinwuchs nach intrauteriner Wachstumsverzögerung durch die Behandlung mit Wachstumshormon im Vergleich zu den Körpergrößen von 15 unbehandelten Kontrollen (nach van Pareren et al. 2003).

Behandlungsbeginn negativ mit dem Größenzuwachs. Die Zunahme der Wachstumsgeschwindigkeit im ersten Behandlungsjahr beeinflusst den Verlauf im zweiten Behandlungsjahr. Diese Modelle können die individuelle Dosisanpassung erleichtern, können helfen, die Prognose für die Behandlung und die Erwartung der Patienten zu objektivieren und die Compliance bei der Therapie zu überprüfen.

Die Behandlung mit Wachstumshormon führt auch zu einer Verbesserung der Körperzusammensetzung insgesamt und beeinflusst positiv die Intelligenz und psychosoziale Funktionsfähigkeit. Die Nahrungsaufnahme der behandelten Kinder wird gesteigert und es werden mehr Kalorien aufgenommen. Der bei Behandlungsbeginn erniedrigte Body-Mass-Index normalisiert sich und die Muskelmasse nimmt zu (☞ Abb. 5.10). Der Blutdruck verringert sich und der Lipidstoffwechsel

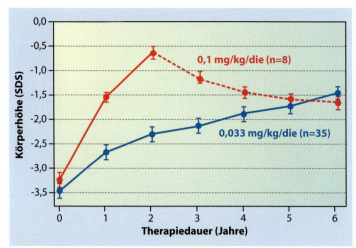

Abb. 5.9: Behandlung von kleinwüchsigen Kindern nach intrauteriner Wachstumsverzögerung diskontinuierlich über 2 Jahre (n = 8) und kontinuierlich über 6 Jahre (n = 35) mit Wachstumshormon: Verlust an Körperhöhe nach Abbruch der Behandlung (nach de Zegher et al. 2000).

verbessert sich durch einen anhaltenden Abfall des Gesamt-Cholesterins und des LDL-Cholesterins.

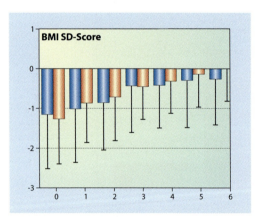

Abb. 5.10: Mittlerer BMI-SDS vor und während der Behandlung mit Wachstumshormon (1 mg/m^2/die und 2 mg/m^2/die s.c.) über 6 Jahre von kleinwüchsigen SGA-Kindern (n=79) (nach Sas et al. 2000).

Während dieser pharmakologischen Therapie mit Wachstumshormon kann sich eine gewisse Insulinresistenz entwickeln. Während die Serumkonzentrationen von Glukose und HbA$_{1c}$ unverändert blieben, wurden ein Anstieg des Insulins und ein Anstieg des errechneten Index für die Insulinsensitivität (HOMA) beobachtet. Diese Veränderungen im Glukosestoffwechsel während der Wachstumshormon-Behandlung waren jedoch klinisch nicht bedeutsam und waren nach dem Absetzen der Behandlung reversibel. Daher sollte vor dem Beginn und während einer pharmakologischen Wachstumshormon-Therapie der Glukosestoffwechsel untersucht werden. Als Ausgangsuntersuchung wird ein oraler Glukosetoleranztest empfohlen. Im Verlauf werden die nüchtern Konzentrationen von Glukose und Insulin im Serum und das HbA$_{1c}$ regelmäßig gemessen, um frühzeitig eine gestörte Glukosetoleranz erkennen zu können (☞ Abb. 5.11).

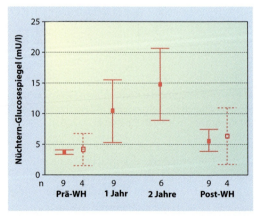

Abb. 5.11: Nüchtern-Insulinkonzentrationen im Serum (Mittelwert und 95% KI) von kleinwüchsigen SGA-Kindern (n=9) vor, während und nach der Behandlung mit Wachstumshormon (0,1 mg/kg/die) und von unbehandelten, kleinwüchsigen SGA-Kindern (n=4) (nach de Zegher 2002).

5.4. Behandlung des Kleinwuchses im Rahmen des Ullrich-Turner-Syndroms (UTS)

Die Therapie des Ullrich-Turner-Syndroms (UTS) wird mit einer Wachstumshormon-Dosis von 0,045-0,05 mg/kg/Tag s.c. durchgeführt; in den ersten beiden Behandlungswochen werden 60 % dieser Dosis injiziert. Der Therapiebeginn wird individuell, abhängig vom Abweichen der Körperhöhe zur Referenzpopulation festgelegt. Ein früher Beginn der Wachstumshormon-Therapie führt zu einem besseren Größenzuwachs. Die Therapie wird bis zum Erreichen der Endgröße (Knochenalter 14 Jahre bzw. Wachstumsgeschwindigkeit <2 cm/Jahr) fortgesetzt und kann dann abgesetzt werden. Das Ziel der Behandlung ist eine Verbesserung der Endgröße sowie der Körperproportionen (☞ Abb. 5.12 + 5.13).

Hauptverantwortlich für die Wachstumsstörung und Skelettauffälligkeiten beim Ullrich-Turner-Syndrom ist das Fehlen des auf dem kurzen Arm des X-Chromosoms gelegenen SHOX-Gens. Das Längenwachstum ist bei Patientinnen mit Ullrich-Turner-Syndrom regelmäßig beeinträchtigt, die mittlere Endgröße deutscher UTS-Patientinnen ohne Therapie beträgt nach den Daten von Ranke et al. (1988) 145,7 cm (134-158 cm), ist jedoch stark abhängig von den Elterngrößen (Zielgröße). Die Differenz zur mittleren Erwachsenengröße beträgt bei unbehandelten Mädchen mit Ullrich-Turner-Syndrom 20 cm in allen untersuchten ethnischen Populationen (Soriano-Guillen et al. 2005). Es existieren krankheitsspezifische Perzentilenkurven für die Körperhöhe und die Wachstumsgeschwindigkeit (☞ Abb. 5.14).

Bereits intrauterin besteht beim UTS eine Wachstumsverzögerung, die sich in der Kindheit fortsetzt. Im Alter von 11 Jahren sind UTS-Patientinnen im Schnitt 21 cm kleiner als altersgleiche Mädchen. Bedingt durch den fehlenden Pubertätswachstumsschub infolge der Gonadendysgenesie mit Hypogonadismus, nimmt diese Differenz zunächst noch zu, wird aber teilweise durch eine längere Wachstumsphase im Adoleszentenalter bei späterem Epiphysenfugenschluss geringfügig nivelliert.

Die Therapie mit Wachstumshormon sollte beginnen, wenn sich ein Kleinwuchs oder eine auffällige Verlangsamung der Wachstumsgeschwindigkeit mit Verringerung der Körperhöhe bei einer Patientin mit Ullrich-Turner-Syndrom manifestiert und sollte bis zum Erreichen der Endgröße fortgeführt werden, wobei regelmäßige Dosisanpassungen an das Körpergewicht erfolgen sollen (☞ Abb. 5.13).

Eine Kombination der Wachstumshormon-Therapie mit Oxandrolon (2-oxa-17-alpha-methyltestosteron), einem anabolen Steroid, in einer Dosis von 0,05 mg/kg/Tag ab dem 8. Lebensjahr scheint einen positiven Effekt auf die zu erreichende Endgröße zu haben, allerdings sind die Patientenzahlen aus Studien mit einer Kombinationstherapie deutlich kleiner als die der Studien mit einer Wachstumshormon-Monotherapie. Die begrenzte Verfügbarkeit dieses Medikaments limitiert jedoch dessen Einsatz in der klinischen Routine.

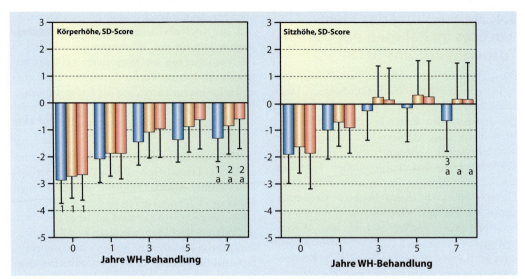

Abb. 5.12: Mittlere SDS für die Körperhöhen und Sitzhöhen (Ref. gesunde Mädchen) von Mädchen mit UTS vor und während 7 Jahren Behandlung mit Wachstumshormon: Gruppe A 0,045 mg/kg/die, n=22 (blau), Gruppe B 0,0675 mg/kg/die, n=21 (gelb), Gruppe C 0,09 mg/kg/die (rot), n=21. Signifikante Unterschiede zum Zeitpunkt 0 (1, p<0,001; 2, p<0,005) and signifikante Unterschiede vom Zeitpunkt 0 zum Zeitpunkt 7 (a, p<0,001) sind angezeigt (nach Sas et al. 1999).

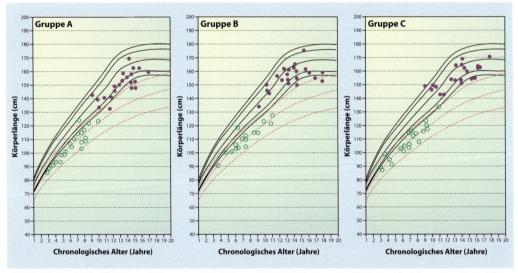

Abb. 5.13: Individuelle Körperhöhen von Mädchen mit UTS (n=68) vor (offene Symbole) und nach 7 Jahren Behandlung (geschlossene Symbole) mit Wachstumshormon: Gruppe A 0,045 mg/kg/die; Gruppe B 0,0675 mg/kg/die; Gruppe C 0,09 mg/kg/die. Referenzperzentilen für gesunde Mädchen (3., 10., 50., 90., 97.; durchgezogen) und Mädchen mit UTS (3., 50., 97.; gestrichelt) sind angegeben (nach Sas et al. 1999).

5.4. Behandlung des Kleinwuchses im Rahmen des Ullrich-Turner-Syndroms (UTS)

Neben dem Kleinwuchs sind auch die Körperproportionen bei ca. 90 % aller Patientinnen mit Ullrich-Turner-Syndrom zugunsten des Oberkörpers verschoben. Diese Dysproportion von Sitzhöhe und Körperhöhe bessert sich ebenfalls unter der Therapie mit Wachstumshormon. Der größte Körperhöhenzugewinn wird innerhalb der ersten 3 Behandlungsjahre erreicht. Die Wachstumshormon-Therapie führt zu einer Verbesserung der Endgröße von 4 bis mehr als 10 cm, abhängig vom Alter bei Therapiebeginn (je jünger, desto bessere Ergebnisse), der Dauer der Therapie und dem Beginn der Östradiolsubstitution (zu frühe und zu hoch dosierte Östrogengabe verringert die Endgröße durch raschen Schluss der Epiphysenfugen).

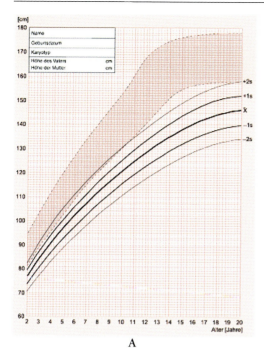

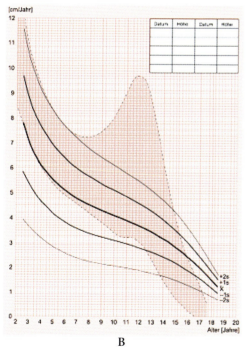

Abb. 5.14: Perzentilenkurven für die Körperhöhe (**A**) und Wachstumsgeschwindigkeit (**B**) von Mädchen mit Ullrich-Turner-Syndrom. Der schraffierte Bereich repräsentiert den Referenzbereich gesunder deutscher Mädchen (nach Ranke et al. 1983).

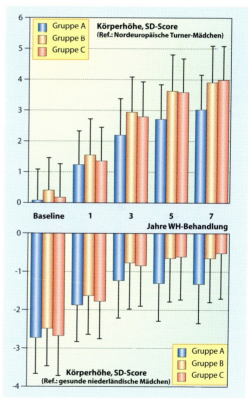

Abb. 5.15: Körperhöhen (SDS) von Mädchen mit UTS während 7 Jahren Behandlung mit Wachstumshormon: Gruppe A 0,045 mg/kg/die, n=22; Gruppe B 0,0675 mg/kg/die, n=22; Gruppe C 0,09 mg/kg/die, n=21. Oben Körperhöhen-SDS bezogen auf Referenzen für Mädchen mit UTS; Unten Körperhöhen-SDS bezogen auf Referenzen für gesunde Mädchen (nach Sas et al. 1999).

Neben dem Fehlen oder der Anomalie eines X-Chromosoms kann im Rahmen eines Ullrich-Turner-Syndroms zusätzlich Y-Chromosomenmaterial im Karyotyp vorhanden sein. Für diese Patientinnen besteht ein 30-prozentiges Risiko, im späteren Lebensalter ein Gonadoblastom zu entwickeln. Molekulargenetische Untersuchungen zur Identifikation von möglicherweise vorhandenem Y-Material sollten bei allen Patientinnen mit Ullrich-Turner-Syndrom durchgeführt und bei positivem Ergebnis eine Gonadektomie erwogen werden. Neben dem molekulargenetischen Nachweis des SRY-Gens können im Rahmen von Studien auch weitere Y-spezifische Gene im Bereich des für die Gonadoblastomentstehung verantwortlich gemachten GBY-Locus *(Gonadoblastoma on the Y-Chromosome)* untersucht werden (Canto et al. 2004, Semerci et al. 2007).

Aufgrund der Gonadendysgenesie mit Entwicklung eines hypergonadotropen Hypogonadismus, der ausbleibenden Pubertätsentwicklung und dem damit verbundenen Risiko einer frühen Osteoporoseentwicklung erfolgt in der Regel ab dem Alter von 12 Jahren eine Substitution mit Sexualsteroiden, beginnend mit Östradiolvalerat 0,25 mg/Tag über 6 Monate und 0,5 mg/Tag über weitere 6 Monate. Im zweiten Jahr wird auf eine Kombination aus Östradiolvalerat 1 mg/Tag durchgehend und zyklisch Chlormadinonacetat 2 mg/Tag von Tag 1 bis Tag 12 jedes Kalendermonats einschließlich übergegangen, im dritten Jahr auf eine Enddosis von 2 mg Östradiol durchgehend und 2 mg Chlormadinonacetat von Tag 1 bis Tag 12 jedes Kalendermonats einschließlich oder ein entsprechend dosiertes Kombinationspräparat, z.B. Sisare 28, gesteigert. Ein zu früher Beginn oder eine zu schnelle Steigerung der Sexualsteroidhormonsubstitution führen über einen vorzeitigen Epiphysenfugenschluss zur Verringerung der Endgröße, ein Verzicht auf eine Substitution hingegen zum Ausbleiben des pubertären Wachstumsschubes.

Bei erwachsenen Patientinnen mit Ullrich-Turner-Syndrom treten gehäuft Glukosestoffwechselstörungen und Diabetes mellitus Typ 2 auf, daher sind vor Wachstumshormon-Therapie die Durchführung eines oralen Glukosetoleranztestes und während der Therapie regelmäßige Messungen des HbA_{1c}-Wertes, des Blutzuckers und Insulins (nüchtern) erforderlich.

Assoziierte Fehlbildungen betreffen vor allem die Nieren (Hufeisennieren bei ca. 10 % der Patientinnen) sowie das Herz und die Aorta. Häufigste Fehlbildung ist hier eine Aortenisthmusstenose. Aus diesem Grund sollten bei Diagnosestellung eine sonographische Untersuchung der Nieren und ableitenden Harnwege sowie eine kardiologische Untersuchung (Echokardiographie und EKG) erfolgen. Sekundär können Dilatationen und Dissektionen der Aorta auftreten, weshalb auch im Verlauf kardiologische Befundkontrollen indiziert sind.

Im Rahmen der Kontrolluntersuchungen sollen die Schilddrüsenautoantikörper (Thyreoglobulin- und Thyroxinperoxidase-Antikörper) sowie Gliadin- und Transglutaminase-Antikörper wegen einer erhöhten Neigung zur Autoimmunthyreoiditis und Zöliakie bestimmt werden. Beim positiven Nachweis von Schilddrüsen-Antikörpern wird eine Sonographie der Schilddrüse erforderlich, bei hypothyreoter Stoffwechsellage muss eine L-Thyroxin-Therapie eingeleitet werden.

Die Anzahl gemeldeter unerwünschter Ereignisse ist etwas höher als die bei der Therapie des Wachstumshormon-Mangels, diese sind aber sicher nicht immer durch die Therapie selbst, sondern primär durch das vorliegende komplexe Krankheitsbild bedingt. Insgesamt ist die Therapie sehr gut verträglich, die möglichen Nebenwirkungen entsprechen denen bei anderen Indikationen. Spezifische Nebenwirkungen des Wachstumshormons für Patientinnen mit Ullrich-Turner-Syndrom sind nicht beschrieben.

5.5. Behandlung des Kleinwuchses bei SHOX-Defizienz *(short stature homeobox gene)*

Das Fehlen oder eine Mutation des in der pseudoautosomalen Region auf dem kurzen Arm des X- und Y-Chromosoms liegenden SHOX *(short stature homeobox)*-Gens geht meist mit charakteristischen Skelettanomalien einher. Die häufigsten Anomalien sind die Madelung'sche Deformität, der Cubitus valgus, ein kurzes Metacarpale IV, kurze Unterarm- und Unterschenkelknochen und ein hoher Gaumen. Beim Léri-Weill-Syndrom liegt eine hemizygote SHOX-Defizienz den Knochendysplasien und dem Kleinwuchs zugrunde. Die homozygote SHOX-Defizienz äußert sich klinisch als Langer'sche mesomele Dysplasie mit extremem Kleinwuchs. Auch bei Patienten mit idiopathischem Kleinwuchs und nur diskreten Skelettauffälligkeiten ließen sich bei 2-15 % Deletionen im SHOX-Gen nachweisen.

Inzwischen ist die Wachstumshormon-Therapie für kleinwüchsige Kinder mit nachgewiesener SHOX-Defizienz in Deutschland zugelassen. Die Dosis beträgt 0,045-0,05 mg/kg/Tag. Auch bei dieser Indikation sollte in den ersten beiden Therapiewochen mit 60 % der errechneten Dosis die Behandlung begonnen werden. Die Therapie sollte im Kleinkindesalter eingeleitet und bis zum Erreichen der Endgröße fortgeführt werden. So werden eine Verbesserung der Endgröße und eine Harmonisierung der Körperproportionen erreicht. Die Daten aus einer randomisierten Multicenterstudie, in der Patienten mit SHOX-Defizienz und mit Ullrich-Turner-Syndrom mit 0,05 mg Wachstumshormon/kg/Tag behandelt wurden, zeigen eine signifikante Zunahme der Wachstumsgeschwindigkeit während des ersten und zweiten Behandlungsjahres im Vergleich zur unbehandelten Kontrollgruppe (Blum et al. 2007). Die Ergebnisse bei SHOX-Defizienz und UTS waren dabei vergleichbar gut. Eine signifikante Knochenalterakzeleration wurde nicht beobachtet (☞ Abb. 5.16).

Bei Diagnosestellung

• Ultraschall der Nieren
  - Hufeisenniere?
  - Harntransportstörung?

• Echokardiographie, EKG
  - Aortenisthmusstenose?
  - Dilatation der Aortenwurzel?

• Sonographie inneres Genitale   - Uterus, Ovarien vorhanden?

• LH, FSH, Östradiol, TSH, T4, fT4, T3, Schilddrüsenantikörper
  - Pubertätseintritt?
  - Schilddrüsenfunktion?
  - Thyreoiditis

• Molekulargenetische Untersuchung auf Vorhandensein von Y-Abschnitten   - Risiko für Gonadoblastomentwicklung?
Vor Therapiebeginn
• Oraler Glukosetoleranztest   - Glukoseintoleranz?

• Röntgen der linken Hand
  - Knochenalter?
  - prospektive Endgröße?

Während der Therapie

• Alle 3-6 Monate:
  - HbA$_{1c}$, IGF-I und IGFBP-3, BB, Leber- und Nierenretentionswerte, BB, TSH, T3, T4, fT4
  - ab 10. LJ LH, FSH, Östradiol

• Alle 12 Monate:
  - Schilddrüsen-Antikörper, ggf. weitere Autoantikörper
  - Röntgen linke Hand

Je nach Befunden in größeren Abständen
• Sonographie der Nieren und des inneren Genitale
• Echokardiographie, EKG

Tab. 5.4: Untersuchungen im Rahmen der Wachstumshormon-Therapie bei Mädchen mit Ullrich-Turner-Syndrom.

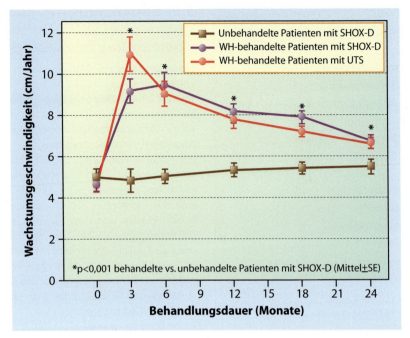

A

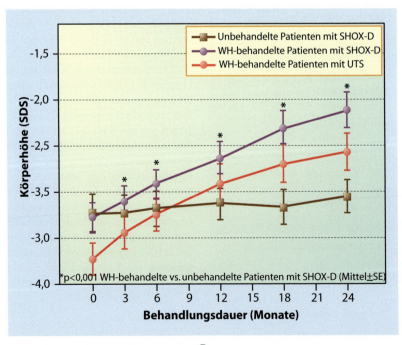

B

Abb. 5.16: Wachstumsgeschwindigkeit (cm/Jahr) (**A**) und Körperhöhen (SDS) (**B**) von Patienten mit Ullrich-Turner-Syndrom (n = 26) und SHOX-Defizienz (n = 52) (nach Blum et al. 2007).

Besondere Probleme bei PWS
• Gestörte Glukosetoleranz, Diabetes mellitus
• Skolioseverschlechterung
• Zentrale Hypoventilation
• Schwierige Blutentnahmen
Indikationen zur Behandlung mit WH
• Molekulargenetisch gesichertes PWS
• Knochenalter Mädchen <12 Jahre, Jungen <14 Jahre
• Mindestalter > 2 Jahre, empfohlen ab 4 Jahre
• Kleinwuchs (Größe = −2SD) *und/oder*
• Adipositas (Gewicht/Größe oder BMI >97. Perzentile)
Diagnostik vor WH-Therapie
• Dokumentation Größen- und Gewichtsverlauf über mindestens 6 Monate
• BMI, Fettfaltenmessung, Oberarmumfang
• Knochenalter
• HbA_{1c}, Insulin/Glukose-Quotient (nüchtern)
• OGTT mit Insulin und Glukose
• Cholesterin und Triglyceride
• fT4, TSH, IGF-I, IGFBP-3, DHEAS, LH, FSH, E2/Testosteron
• Blutbild, Astrup, klin. Chemie, Urinstatus
• Echokardiogramm, EKG, Rö-Thorax
• Somnographie

Ernährung
• Strukturierte regelmäßige Ernährungsberatung als Voraussetzung für eine WH-Therapie
Dosierung des WH
• 0,035 mg/kg KG/Tag s.c.
Therapieziele
• Gesteigertes Wachstum
• Verbesserung der Körperzusammensetzung
• Reduktion der Adipositaslangzeitfolgen
Kontrollen (im ersten Behandlungsjahr alle 3 Monate, dann alle 6 Monate)
• Komplette Auxologie
• Körperzusammensetzung, Muskelkraft
• Klinisch-chemisches Labor, BB, Urinstatus
• HbA_{1c}, TSH, fT4, IGF-I, IGFBP-3
Jährliche Kontrollen
• Knochenalter
• OGTT

Tab. 5.5: Besonderheiten der Wachstumshormontherapie bei Kindern mit PWS (nach: Arbeitsgruppe Pädiatrische Endokrinologie (APE) und Arbeitsgruppe Adipositas (AGA): Stellungnahme zur Wachstumshormontherapie bei Kindern mit Prader-Willi-Syndrom).

5.6. Wachstumshormon-Behandlung beim Prader-Labhardt-Willi-Syndrom (PWS)

Beim Prader-Willi-Syndrom liegt eine hypothalamische Störung mit Beeinflussung des Hunger- und Sättigungsgefühls, des Schlafes und der Atmung sowie der Regulation der Hypophysenfunktion vor. Meist bestehen eine gestörte Ausschüttung des Wachstumshormons sowie ein zentraler Hypogonadismus, der zum Ausbleiben der Pubertätsentwicklung und des Pubertätswachstumsschubes führt.

Unbehandelt erreichen die männlichen Patienten mittlere Körperhöhen von 155 cm (152-162 cm) und die weiblichen Patientinnen 148 cm (134-158 cm). Für das Prader-Willi-Syndrom existieren krankheitsspezifische Wachstumskurven (☞ Abb. 5.20 und 5.21).

Eine Behandlung mit Wachstumshormon sollte möglichst im Kleinkindesalter begonnen und bis zum Erreichen der Endgröße (Wachstumsgeschwindigkeit <1 cm/Jahr) fortgeführt werden. Das Mindestalter bei Therapiebeginn beträgt 2 Jahre. Vorherige Testungen der somatotropen Achse sind nicht erforderlich, ein oraler Glukosetoleranztest sollte jedoch durchgeführt werden. Die Wachstumshormon-Dosis für Patienten mit Prader-Labhardt-Willi-Syndrom beträgt 0,035 mg/kg KG/Tag, maximal 2,7 mg/Tag und wird zur Reduktion des Risikos einer intrakraniellen Drucksteigerung zunächst über 4 Wochen in einer reduzierten Dosis von 60 % gegeben.

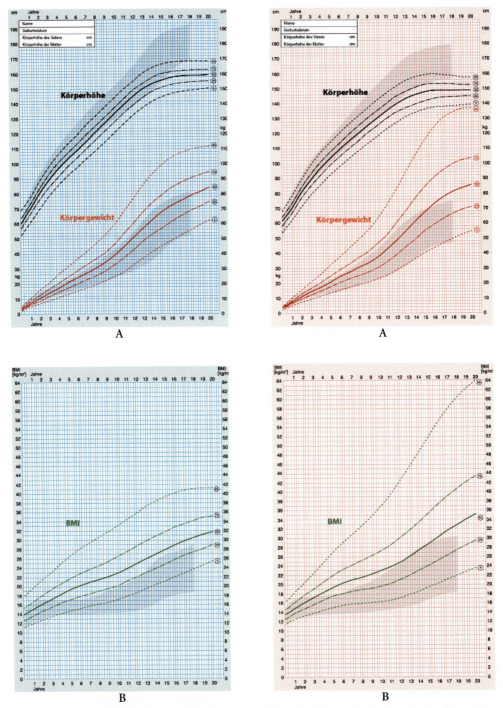

Abb. 5.20: Perzentilenkurven für die Körperhöhen, das Gewicht (**A**) und den Body-Mass-Index (**B**) von Jungen mit Prader-Willi-Syndrom. Der schraffierte Bereich repräsentiert das Referenzkollektiv Deutscher Jungen (nach Hauffa et al. 2000).

Abb. 5.21: Perzentilenkurven für die Körperhöhen, das Gewicht (**A**) und den Body-Mass-Index (**B**) von Mädchen mit Prader-Willi-Syndrom. Der schraffierte Bereich repräsentiert das Referenzkollektiv Deutscher Mädchen (nach Hauffa et al. 2000).

5.6. Wachstumshormon-Behandlung beim Prader-Labhardt-Willi-Syndrom (PWS)

Ziel der Therapie sind neben der Erhöhung der Wachstumsgeschwindigkeit auch die Verbesserung der Körperzusammensetzung und die Verminderung des Körpergewichtes (BMI) sowie eine Steigerung der körperlichen Aktivität durch die Zunahme der Muskelmasse (☞ Abb. 5.17 + 5.19).

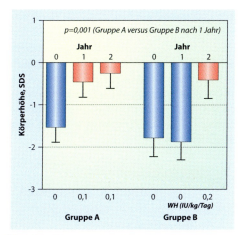

Abb. 5.17: Körperhöhen (SDS) von 15 Kindern mit PWS (Gruppe A) während einer Behandlung mit WH (0,033 mg/kg/die) über 2 Jahre und von 12 Kindern mit PWS (Gruppe B), die im 1. Jahr unbehandelt blieben und im 2. Jahr mit WH (0,066 mg/kg/die) behandelt wurden (Mittelwerte ± SEM) (nach Burman et al. 2001).

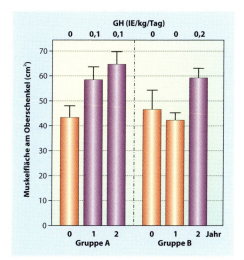

Abb. 5.18: Muskelfläche am Oberschenkel von 10 Kindern mit PWS (Gruppe A) während einer Behandlung mit WH (0,033 mg/kg/die) über 2 Jahre und von 9 Kindern mit PWS (Gruppe B), die im 1. Jahr unbehandelt blieben und im 2. Jahr mit WH (0,066 mg/kg/die) behandelt wurden (Mittelwerte ± SEM) (Burman et al. 2001).

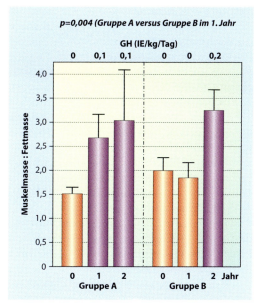

Abb. 5.19: Verhältnis von Muskelmasse zu Fettmasse bei 12 Kindern mit PWS (Gruppe A) während einer Behandlung mit WH (0,033 mg/kg/die) über 2 Jahre und bei 11 Kindern mit PWS (Gruppe B), die im 1. Jahr unbehandelt blieben und im 2. Jahr mit WH (0,066 mg/kg/die) behandelt wurden (Mittelwerte ± SEM) (Burman et al. 2001).

Im Alter von 1-3 Jahren entwickeln die Patienten eine Hyperphagie, in deren Folge es zu einer ausgeprägten Adipositas und verschobener Fett-Muskel-Relation zugunsten des Fettgewebes kommt. Eine die Wachstumshormon-Therapie begleitende Diät sowie Steigerung der körperlichen Betätigung sind daher erforderlich. Diese sollte nach den Kriterien der Arbeitsgemeinschaft Adipositas im Kindes- und Jugendalter der Deutschen Adipositas-Gesellschaft durchgeführt werden. Eine Gewichtsabnahme kann erzielt werden durch eine Kalorienzufuhr von 7 kcal/cm Körperhöhe/Tag und eine Gewichtserhaltung mit 8-11 kcal/cm Körperhöhe/Tag (☞ Tab. 5.5).

Aufgrund ihrer Adipositas sind für Patienten mit Prader-Willi-Syndrom einige Nebenwirkungen der Wachstumshormon-Therapie von besonderer Relevanz. Hierzu gehören die erhöhte Neigung Adipöser zur spontanen Steigerung des intrakraniellen Druckes. Diese gehört zu den möglichen, meist innerhalb der ersten 12 Behandlungswochen auftretenden Nebenwirkungen der Wachstumshormon-Therapie. Ein Absetzen der Therapie führt in der Regel zum Sistieren der Symptome, die nach Wiederaufnahme der Therapie bei den bisher beobachteten Fällen nicht erneut auftraten. Ebenso besteht bei extremer Adipositas das Risiko des Auftretens eines Diabetes mellitus Typ 2. Ältere Patienten mit PWS haben eine erhöhte Prävalenz des Diabetes mellitus gegenüber der Normalbevölkerung. Eine Wachstumshormon-Therapie kann eine Insulinresistenz induzieren. Im Rahmen einer Studie mit hochdosiertem WH (0,066 mg/kg/Tag) entwickelten 2 Patienten mit PWS einen Diabetes mellitus Typ 2, der nach Absetzen der Therapie nicht persistierte (Lindgren und Ritzén 1999).

Bei Patienten mit Prader-Willi-Syndrom treten gehäuft Atemwegskomplikationen auf. Vor der Wachstumshormon-Therapie muss daher eine Untersuchung auf Anzeichen einer Obstruktion der oberen Atemwege, von Schlafapnoen und von Atemwegsinfektionen erfolgen, da in diesen Fällen a priori ein erhöhtes Risiko für das Auftreten von Apnoen mit Todesfolge auch während der Wachstumshormon-Therapie besteht. Eine Polysomnographie oder nächtliche Oxymetrie vor dem Beginn einer Wachstumshormon-Behandlung zum Ausschluss von Schlafapnoen sollte daher durchgeführt werden.

Eine beim Prader-Willi-Syndrom gehäuft vorkommende Skoliose muss aufgrund der Gefahr der Verschlechterung im Rahmen des beschleunigten Wachstums während der Behandlung mit Wachstumshormon gut beobachtet werden. Bei Auftreten einer schmerzhaften oder rasch progredienten Skoliose unter Wachstumshormon-Therapie muss in Einzelfällen über eine Beendigung der Therapie entschieden werden.

Bei frühzeitigem Beginn der Wachstumshormon-Therapie wird eine deutliche Verbesserung der Endgröße erreicht, wobei die Steigerung der Wachstumsgeschwindigkeit besonders im ersten Therapiejahr stattfindet. Die Patienten können bei rechtzeitigem Beginn der Therapie ihre Zielgröße erreichen. Es zeigt sich eine Zunahme der Muskel- und Abnahme der Fettmasse und damit einhergehend eine Steigerung der Aktivität der Patienten (Davies et al. 1998). Die Wachstumshormon-induzierte Zunahme der Muskelmasse und die dadurch gesteigerte Beweglichkeit und Bewegungsfreude der Kinder mit Erhöhung des Gesamtumsatzes tragen zur Erleichterung der Gewichtskontrolle bei. Eiholzer und d'Allemand berichten über einen Größengewinn von 1,8 SDS bei 23 Kindern mit PWS nach 4-jähriger Therapie mit Wachstumshormon. Bei frühem Therapiebeginn verbesserte sich nach 3 Behandlungsjahren die Endgrößenprognose in den Zielgrößenbereich (Eiholzer und d'Allemand 2000).

5.7. Wachstumshormon-Behandlung des Kleinwuchses als Folge einer chronischen Niereninsuffizienz

Das gestörte Längenwachstum ist eine schwere Sekundärkomplikation der chronischen Niereninsuffizienz (CNI). Die Hälfte der Patienten, die vor dem 15. Lebensjahr eine Dialysetherapie beginnen, erreichen nur eine Endgröße unter der 3. Perzentile und Kinder mit präterminaler Niereninsuffizienz erreichen in weniger als 25 % eine Endgröße oberhalb der 50. Perzentile. Besonders das frühkindliche Wachstum in den ersten zwei Lebensjahren, welches besonders abhängig ist von einer ausreichenden Ernährung, ist bei Kindern mit angeborener Niereninsuffizienz vermindert. Aufgrund der Urämie findet anschließend bestenfalls ein perzentilenparalleles Wachstum statt und ein Aufholwachstum erfolgt nicht. Der Pubertätswachstumsspurt tritt verspätet (in der Regel um etwa 2 Jahre) ein und führt lediglich zu einem Größenzuwachs von ca. 50 % dessen von gesunden Kindern.

Die Wachstumsstörung in der chronischen Niereninsuffizienz ist zum Teil bedingt durch eine Wachstumshormonresistenz aufgrund einer gestörten Wachstumshormon/IGF-I-Achse. Bei Kindern mit CNI sind die Serumkonzentrationen des Wachstumshormons leicht erhöht, als Zeichen eines gestörten Feed-back-Mechanismus aufgrund eines erniedrigten bioaktiven IGF-I (Samaan NA et al. 1970). Außerdem ist bei diesen Kindern die Wachstumshormon-Rezeptordichte, gemessen anhand der Serumkonzentration vom Wachstumshormon-Bindungprotein (WHBP), vermindert (Baumann et al. 1989). Diese Befunde wurden im Tierexperiment bestätigt. Bei 5/6-nephrektomierten Ratten war die Expression des Wachstumshormon-Rezeptors in der Leber deutlich vermindert (Chan et al. 1993). Zusätzlich liegt bei diesen Tieren ein Defekt in der Wachstumshormon-Signaltransduktion vor. Die Phosphorylierung der Januskinase (JAK) 2 und activator of transcription (STAT) ist gestört (Schäfer et al. 2001). Bei Kindern mit CNI sind die Serumkonzentrationen von freiem IGF-I und IGF-II vermindert (Tönshoff et al. 1996). Dies ist bedingt durch die erhöhten, zirkulierenden IGF-Bindungsproteine (IGFBP), welche verhindern, dass IGF-I an seinen Signalrezeptor binden kann. Die Serumkonzentrationen von IGFBP-1, -2, -4, -6 und fragmentierten IGFBP-3 sind erhöht in Relation zur abnehmenden Nierenfunktion (Ulinski et al. 2000) (☞ Abb. 5.22). Im Tierexperiment konnte gezeigt werden, dass bei 5/6-nephrektomierten Ratten die Expression von IGFBP-1 und -2 erhöht ist (Tönshoff et al. 1997). Zusätzlich wird das Wachstum durch weitere Sekundärkomplikationen der CNI gehemmt wie die mangelnde Kalorienzufuhr, die renale Anämie, die renale Osteopathie und die metabolische Azidose.

Frühstmöglich sollte mit einer Wachstumshormon-Therapie begonnen werden, da besonders jüngere Kinder von dieser Therapie profitieren. Sollte trotz Optimierung der konservativen Therapie, wie adäquate Kalorienzufuhr, Behandlung der renalen Osteopathie, Änamie und metabolischen Azidose, eine pathologische Wachstumsgeschwindigkeit vorliegen oder eine Körperhöhe unter der 3. altersspezifischen Perzentile liegen, sollte die Indikation einer Wachstumshormontherapie gestellt werden. Da bei Kindern mit chronischer Niereninsuffizienz das Risiko zur Entwicklung eines Pseudotumors cerebri gering erhöht ist, sollte vor und unter Therapie eine augenärztliche Untersuchung zum Ausschluss einer Stauungspapille erfolgen (Koller et al. 1997). Die Wachstumshormon-Dosis sollte aufgrund der WH-Resistenz in der Urämie von 0,05 mg/kg/Tag gewählt werden (Mahan et al. 2006). Zu Beginn sollte mit 2/3 der errechneten Dosis begonnen werden und anschließend individuell adaptiert werden. Unter der Therapie sollten regelmäßig der Glukosemetabolismus und Knochenstoffwechsel kontrolliert werden und eventuelle Symptome einer Hüftkopf-

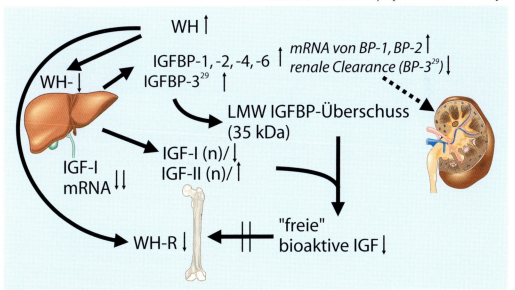

Abb. 5.22: Die WH/IGF-Achse in der chronischen Niereninsuffizienz. Die WH-Serumspiegel sind normal bis leicht erhöht, als Zeichen eines erniedrigten bioaktiven IGF-I. Dies ist zum einen bedingt durch verminderte hepatische IGF-I Expression und durch die erhöhten Serumkonzentrationen von IGFBP-1, -2, -4 und -6 und fragmentiertem IGFBP-3. Dies ist verursacht durch eine verminderte renale Clearance und erhöhte hepatische Expression von IGFBP-1 und -2 (nach Tönshoff et al. 1995).

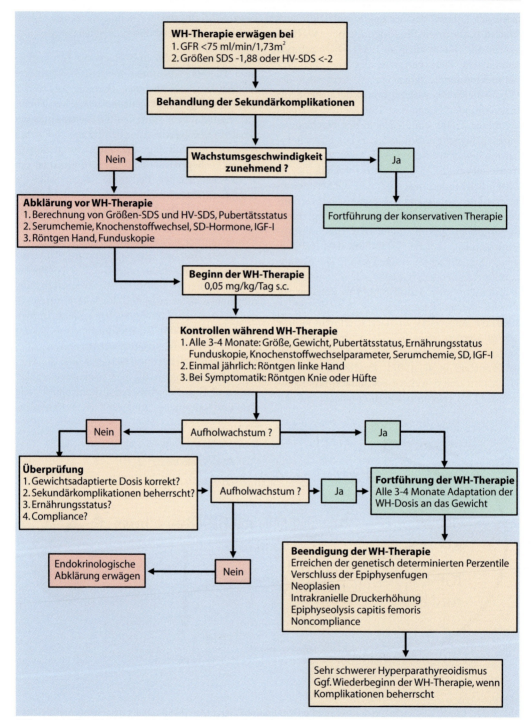

Abb. 5.23: Algorithmus zur Wachstumshormon-Therapie Kindern mit chronischer Niereninsuffizienz nach Mahan JD et al. 2006.

nekrose frühzeitig abgeklärt werden (Kaufmann 1993, Krempien et al. 1974). Die Therapie sollte bis zum Erreichen der Endgröße fortgeführt werden oder bis durch eine Nierentransplantation eine normale Nierenfunktion erlangt wird (Mehls et al. 1994, Fine et al. 2002) (☞ Abb. 5.23).

Da trotz einer erfolgreichen Nierentransplantation, eine Wachstumsstörung persistieren kann, sollte dann individuell über die Behandlung mit Wachstumshormon entschieden werden. Fine et al. konnten eine signifikante Verbesserung des Körperhöhen-SDS bei nierentransplantierten Kindern aufzeigen (Penn 1998). Es konnte keine erhöhte Inzidenz von einem Pseudotumor cerebri, akuten Abstoßungsreaktionen oder Nierenfunktionsverschlechterungen belegt werden. Da bereits durch die Steroidmedikation ein erhöhtes Risiko für einen gestörten Glukosemetabolismus besteht, sind regelmäßige Überprüfungen angezeigt. Allerdings normalisierte sich der Glukosestoffwechsel nach Beendigung der Wachstumshormon-Therapie (Fine et al. 2002). Sorgfältig sollten Patienten nach Organtransplantation und mit Wachstumshormontherapie hinsichtlich maligner Erkrankungen beobachtet werden, da Patienten nach Organtransplantation bereits ein erhöhtes Risiko für Malignome aufweisen (Tönshoff et al. 1995).

Die Wachstumshormon-Therapie bei Kindern mit Niereninsuffizienz führt zu einer deutlichen Verbesserung der Endgrößen im Vergleich zu nicht-behandelten Patienten. So liegt die mittlere Erwachsenengröße behandelter Kinder 1,6 ± 1,2 SDS und die Endgröße unbehandelter Patienten 2,1 ± 1,2 SDS unter der mittleren normalen Erwachsenengröße, der mittlere Größengewinn liegt bei 1,4 SDS (Haffner et al. 2000). 65 % der mit Wachstumshormon behandelten Kinder erreichen eine Endgröße oberhalb der 3. Perzentile (☞ Abb. 5.24).

Im Mittel beträgt der Größenzuwachs bei frühzeitig begonnener Wachstumshormon-Therapie beim Jungen 10,5 cm und beim Mädchen 7 cm. Die vor der Pubertät gewonnene Größe bleibt bis ins Erwachsenenalter erhalten. Der Erfolg der Wachstumshormon-Therapie ist besser bei einem Therapiebeginn im jüngeren Alter, einem ausgeprägtem Größendefizit bei Beginn der Therapie und bei ge-

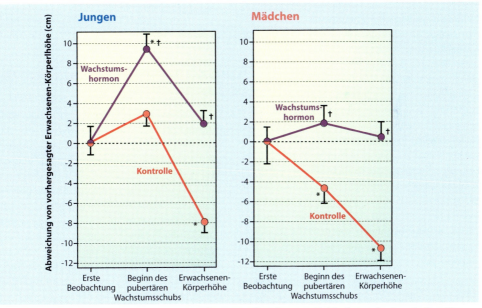

Abb. 5.24: Veränderung der berechneten prospektiven Endgröße von 38 Kindern mit chronischer Niereninsuffizienz (32 Jungen und 6 Mädchen) vor und nach Wachstumshormonbehandlung im Vergleich zu 50 Kindern mit chronischer Niereninsuffizienz ohne Wachstumshormon-Behandlung; Werte sind Mittelwerte ± SD. * $p<0,001$ signifikanter Unterschied der Änderung der prospektiven Endgröße vor Beginn der Wachstumshormonbehandlung. † $p<0,001$ signifikanter Unterschied der Änderung der prospektiven Endgröße bezogen auf die Kontrollgruppe (nach Haffner et al. 2000).

ringerer Dialysedauer im Rahmen der Therapie. Die zu erwartenden Nebenwirkungen der Wachstumshormon-Behandlung von Kindern und Jugendlichen mit Niereninsuffizienz entsprechen denen anderer Indikationen.

5.8. Nebenwirkungen der Wachstumshormon-Therapie

Die Substitution mit Wachstumshormon wird gut vertragen und ist in der Regel nicht von gravierenden Nebenwirkungen begleitet. Ein vermehrtes Auftreten von Malignomen konnte im Vergleich zu Unbehandelten nicht ermittelt werden. Grundsätzlich können insbesondere bei der pharmakologischen Therapie ein Pseudotumor cerebri, eine Epiphysiolyse des Femurkopfes und eine Insulinresistenz mit diabetischer Stoffwechsellage auftreten. Diese Nebenwirkungen sind jedoch nach dem Absetzen des Wachstumshormons reversibel. Patientinnen mit Ullrich-Turner-Syndrom und Patienten mit einem Kleinwuchs nach intrauteriner Wachstumsverzögerung haben a priori ein erhöhtes Risiko zur Entwicklung einer Glukosestoffwechselstörung.

Nebenwirkungen einer Therapie mit rekombinantem Wachstumshormon sind, insbesondere bei Kindern, selten. Zu Beginn einer Wachstumshormon-Therapie kann es, bedingt durch den Ausgleich eines beim Wachstumshormon-Mangel vorhandenen extrazellulären Volumenmangels, zu peripheren Ödemen oder in Einzelfällen einer benignen intrakraniellen Hypertension (*Pseudotumor cerebri*) kommen. Letzterer äußert sich in starken Kopfschmerzen, Sehstörungen und Übelkeit. Eine Fundoskopie sollte bei diesen Patienten erfolgen und bei Vorliegen eines Pseudotumors die Wachstumshormon-Therapie bis zum Sistieren der Symptome ausgesetzt und dann einschleichend erneut begonnen werden. Engmaschige Kontrollen des Augenhintergrundes sind dann zu empfehlen.

Weitere mögliche Nebenwirkungen bestehen in Gelenk- und Muskelschmerzen sowie der Ausbildung eines unspezifischen Exanthems. Eine zentrale Hypothyreose kann nach Substitution eines Wachstumshormon-Mangels demaskiert werden, ebenso kann es in seltenen Fällen zur Bildung von Antikörpern gegen das biosynthetische Wachstumshormon kommen. Die Verschlechterung einer Skoliose konnte während der Phasen eines schnellen Wachstums beobachtet werden, ebenfalls wurde bei Patienten unter Wachstumshormon-Therapie über das Auftreten eines Morbus Perthes berichtet. Ein kausaler Zusammenhang mit der Therapie ist bisher nicht geklärt. Sehr selten sind die Entwicklung eines Diabetes mellitus Typ 2 oder einer präpubertären Gynäkomastie.

Nebenwirkung	Häufigkeit
Reaktionen an der Injektionsstelle	1:10-1:1.000
Kopfschmerzen	1:100-1:1.000
Antikörperbildung	1:10-1:100
Unspezifisches Exanthem	1:100-1:10.000
Gelenk- und Muskelschmerzen	1:100-1:10.000
Periphere Ödeme	1:100-1:10.000
Benigne intrakranielle Hypertension	1:1000-1:10.000
Anstieg der Nüchterninsulinkonzentration	k.A
Erhöhung des Blutzuckerspiegels	Einzelfälle

Tab. 5.6: Nebenwirkungen einer Wachstumshormon-Therapie.

5.9. Behandlung mit rekombinantem IGF-I

Eine seltene Ursache des Kleinwuchses stellt der schwere primäre IGF-I-Mangel (SPIGFD) dar. Für die Behandlung kleinwüchsiger Kinder mit SPIGFD wurde 2007 rekombinant hergestelltes IGF-I als Arzneimittel für seltene Leiden zur Langzeitbehandlung dieser Wachstumsstörung von der *European Medicines Agency* (EMEA) zugelassen. Die Zulassung erfolgte unter "außergewöhnlichen Umständen". Dies bedeutet, dass wegen der Seltenheit der Erkrankung noch keine vollständigen Daten zu diesem Präparat existieren. Der Prüfungsausschuss für Humanarzneimittel (CHMP) bewertete die Vorteile bei der Langzeitbehandlung von Wachstumsstörungen bei Kindern und Jugendlichen mit primärem IGF-I-Mangel höher als die möglichen Risiken.

5.9. Behandlung mit rekombinantem IGF-I

> Der schwere primäre IGF-I-Mangel wird definiert durch einen ausgeprägten Kleinwuchs (Körperhöhe <−3 SDS), die normale oder erhöhte Ausschüttung von Wachstumshormon und die erniedrigte Konzentration von IGF-I im Serum (<−2,5. Perzentile). Bei Behandlungsbeginn müssen die Patienten älter als zwei Jahre sein.

Die Therapie mit rekombinantem IGF-I in einer Dosierung zwischen 0,06-0,12 mg/kg s.c. 2 × am Tag verbesserte die Wachstumsgeschwindigkeit von 76 kleinwüchsigen Kindern mit Wachstumshormon-Resistenz von 2,8 cm/Jahr auf 8,0 cm/Jahr im ersten Behandlungsjahr. Im Beobachtungszeitraum von 8 Jahren war die Wachstumsgeschwindigkeit anhaltend höher als vor Behandlungsbeginn, aber niedriger als im ersten Behandlungsjahr (☞ Abb. 5.25).

	Hauptuntersuchungen *			Verlaufs-untersuchungen
	Beginn	Nach 6 Monaten	Nach 12 Monaten	Nach 4 und 12 Wochen
Anthropometrie – 1: Größe, Gewicht, Pubertätsstadien	✓	✓	✓	✓
Anthropometrie – 2: Kopfumfang, Sitzhöhe, Armspann, (Hautfalten)	✓		✓	
Internistischer Status	✓	✓	✓	✓
IGF-I + IGFBP-3 (nüchtern)	✓	✓	✓	
Glucose-Parameter: Glucose, Insulin, HOMA, HbA_{1c}	✓	✓	✓	✓
Fettstoffwechsel: Cholesterin, HDL, LDL, Triglyceride	✓	✓	✓	
Hormon-Parameter: WH (nüchtern), fT4, TSH, Prolaktin Pubertät: DHEAS, Testosteron (Jungen), E2 (Mädchen)	✓		✓	
Allgemeinlabor: Blutbild, Elektrolyte (Na, K, Ca, PO4), Kreatinin, Harnstoff, Albumin, GPT, AP	✓	✓	✓	✓
Röntgen: Knochenalter	✓		✓	
Echokardiographie/Sonographie: Leber, Milz, Nieren, Thymus	✓		✓	
Photodokument	✓		✓	
HNO-Untersuchung: Adenoide, Tonsillen, Hörtest	✓		✓	
Augenhintergrund (optional)	✓		✓	

Tab. 5.7: Strukturierte Kontrolluntersuchungen bei Patienten mit SPIGFD, die mit IGF-I behandelt werden (nach M. Bettendorf, M.B. Ranke, D. Schnabel, J. Wölfle 2008). * Hauptuntersuchungen (zu Beginn der Therapie und nach jeder Dosisänderung): Die Bestimmung von Blutzucker, Insulin, IGF-I, Kalium soll nach 30 min, 60 min 120 min, 3h und 6 h erfolgen.

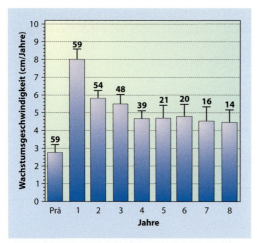

Abb. 5.25: Wachstumsgeschwindigkeiten vor und während der Behandlung mit IGF-I (nach Chernausek et al. 2007). Die Anzahl der Patienten ist jeweils angegeben.

Während der Behandlung mit IGF-I traten bei 37 Patienten (49 %) Hypoglykämien auf, bei 7 Patienten wurden diese Episoden als klinisch schwer klassifiziert und 4 Patienten (5 %) erlitten einen hypoglykämischen Krampfanfall. Episoden mit Hypoglykämien waren bei 12 Patienten bereits ohne Therapie aufgetreten (spontane Hypoglykämie; 32 %). Die Hypoglykämien wurden insbesondere während der ersten Behandlungsmonate, bei jüngeren Kindern mit kleinerer Körpergröße und niedrigerem Gewicht und Patienten mit niedrigen Konzentrationen von IGFBP-3 im Serum beobachtet. Durch die Aufnahme einer Mahlzeit kurz vor der Applikation konnte das Risiko von Hypoglykämien weitgehend vermieden werden. 11 von 23 Patienten bildeten Anti-IGF-I-Antikörper, die klinisch jedoch keine Bedeutung hatten und nicht mit einem verminderten Wachstum assoziiert waren. IGF-I stimulierte das Wachstum von lymphoidem Gewebe (Tonsillen, Thymus), was bei 17 Patienten (22 %) zum Schnarchen und schlechteren Hören führte und konsekutiv bei 8 Patienten (11 %) eine Adenotomie oder Tonsillektomie zur Folge hatte. Eine Lipohypertrophie trat bei 24 Patienten (32 %) an den Injektionsstellen auf und bei 3 Patienten (4 %) kam es zu einer benignen intrakraniellen Hypertension.

Entsprechend den Empfehlungen der EMEA kann die Therapie mit IGF-I bei Kindern nach dem 2. Lebensjahr mit einer Anfangsdosis von 2 × 0,04 mg/kg/die s.c. durchgeführt werden. Anschließend wird eine schrittweise, wöchentliche Erhöhung bis zum Erreichen der Höchstdosis von 2 × 0,12 mg/kg/die s.c. vor oder nach einer Mahlzeit empfohlen.

Die Therapieempfehlungen eines wissenschaftlichen Beratergremiums (Bettendorf, Ranke, Schnabel, Wölfle) sind zurückhaltender formuliert, um möglichen Nebenwirkungen durch die Behandlung vorzubeugen und mehr Erfahrungen mit der Behandlung zu sammeln. Danach sollte die Behandlung mit IGF-I zunächst mit 0,04 mg/kg s.c. 1 × täglich morgens nach dem Frühstück begonnen werden und dann nach 4 Wochen auf 0,04 mg/kg s.c. 2 × täglich, nach dem Frühstück und nach dem Abendessen, gesteigert werden. Nach weiteren 4 Wochen kann dann die Dosis in 4-wöchentlichen Intervallen um jeweils 0,02 mg/kg oder 0,04 mg/kg gesteigert werden bis die maximale Dosierung von 0,12 mg/kg 2 × täglich erreicht worden ist. Die Eskalation orientiert sich an der individuellen Verträglichkeit und Wirksamkeit. Bei konsequent postprandial durchgeführten Injektionen kann das Risiko einer Hypoglykämie minimiert werden.

5.10. Ausblick

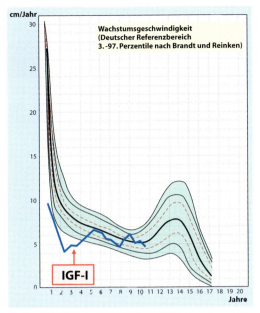

Abb. 5.26: Wachstumsgeschwindigkeit während der IGF-I-Therapie von einem Patienten mit Laron-Syndrom bis zum 11. Lebensjahr: postnatal pathologisch erniedrigte Wachstumsgeschwindigkeit (<3. Perzentile). Nach Behandlungsbeginn mit IGF-I (maximale Dosierung 2 × 120 µg/kg/die s.c.) deutliche Zunahme und dann Normalisierung der Wachstumsgeschwindigkeit (25.-75. Perzentile) (nach Bettendorf 2008).

Die Patienten und ihre Familien müssen umfassend über die IGF-Behandlung informiert werden. Eine systematische Schulung beinhaltet daher sowohl die Einweisung in die Verabreichung der Injektion als auch das Aufzeigen möglicher Nebenwirkungen (u.a. Hypoglykämie) und das Erlernen spezifischer Verhaltensweisen (Ernährung, Blutzuckermessung, Glukagon-Injektion, Notfallausweis). So ist darauf zu achten, dass vor der Injektion eine Mahlzeit gegeben wird.

Die Therapieüberwachung erfolgt in regelmäßigen Kontrolluntersuchungen. Bei Behandlungsbeginn und zum Zeitpunkt einer Dosiserhöhung ist eine Untersuchung mit sequentiellen Blutentnahmen nach der Injektion von IGF-I zur Bestimmung des Blutzuckers, des Insulins, des IGF-I und des Kaliums vorgesehen. Bei Verlaufsuntersuchungen (nach 4 und 12 Wochen) werden anthropometrische Parameter und der Glukosestoffwechsel überprüft und bei Hauptuntersuchungen (nach 6 und 12 Monaten) zusätzliche apparative Untersuchungen (Sonographie, Röntgen) und Konsile (HNO, Augenarzt) angestrebt (☞ Tab. 5.7).

5.10. Ausblick

Die Prognose der Wachstumsstörung wird wesentlich von der Art, der Ausprägung und der Aktivität der Grunderkrankung geprägt.

Bei der Substitution mit Wachstumshormon im Rahmen des hypophysären Wachstumshormon-Mangels kann bei rechtzeitigem Therapiebeginn und adäquater Dosierung ein Aufholwachstum und eine Normalisierung der Körpergröße in der Kindheit und eine Endgröße im Referenz- und Zielgrößenbereich erreicht werden. Das individuelle Ansprechen auf die pharmakologische Therapie mit Wachstumshormon ist hingegen sehr variabel. Eine Verbesserung der Wachstumsgeschwindigkeit in den ersten Therapiejahren kann, muss aber nicht notwendigerweise mit einer Endgröße im Referenz- oder Zielgrößenbereich verknüpft sein. Daher muss auch während der Behandlung mit Wachstumshormon die Indikation zur Weiterbehandlung anhand stringenter Kriterien von einem spezialisierten Kinder- und Jugendarzt mit entsprechender Erfahrung überprüft werden. Der Erfolg und die gute Verträglichkeit der Kleinwuchsbehandlung mit Wachstumshormon im Rahmen der zugelassenen Indikationen sind durch viele klinische Studien, umfangreiche pharmakoepidemiologische Studien und langjährige klinische Erfahrungen gut belegt.

Hingegen sind die Erfahrungen mit der IGF-I-Behandlung von Wachstumsstörungen bei Kindern und Jugendlichen noch begrenzt und zur Umsetzung dieser neuen Behandlungsindikationen müssen entsprechende Strategien von den Pädiatrischen Endokrinologen entwickelt werden. So können auf der einen Seite weitere Erfahrungen mit der IGF-I-Behandlung gesammelt werden und auf der anderen Seite auch die Wirksamkeit und Sicherheit gewährleistet werden und damit der Anspruch der kleinwüchsigen Kinder und Jugendlichen mit primärem IGF-I Mangel auf eine erfolgreiche Therapie adäquat umgesetzt werden.

Die Behandlung weiterer umschriebener Wachstumsstörungen mit Wachstumshormon ist Gegenstand der klinischen Forschung oder stellt auch bereits in anderen Ländern eine zugelassne Indikation dar. So wurde biosynthetisches Wachstumshormon (bis 0,053 mg/kg/die) für die Behandlung des idiopathischen Kleinwuchs (Köperhöhen SDS <−2,25) in den USA und 7 anderen Ländern zugelassen. Diese Behandlungsindikation wird nicht zuletzt wegen der hohen Kosten kontrovers diskutiert (ca. 10.000-20.000 US$/cm). Der mittlere Größenzuwachs bei einer Behandlungszeit von 4-7 Jahren wird mit 3,5-7,5 cm angegeben. Das Sicherheitsprofil ist mit dem der anderen Indikationen der Wachstumshormonbehandlung vergleichbar. Ein aktueller Konsensus Pädiatrischer Endokrinologen hebt die Unklarheit über den kurz- und langfristigen Nutzen der Wachstumshormonbehandlung beim idiopathischen Kleinwuchs sowohl für den Einzelnen als auch für die Gesellschaft hervor (Cohen et al. 2008).

Klinische Studien mit Wachstumshormon zur Behandlung des Kleinwuchses bei Kindern mit Noonan-Syndrom zeigen eine Zunahme der Wachstumsgeschwindigkeit in den ersten Behandlungsjahren und auch eine Verbesserung der Endgröße, so dass auch diese Behandlungsindikation für Wachstumshormon (0,066 mg/kg/die) in den USA eine Zulassung erhalten hat (Padidela et al. 2008). Der Erfolg der Wachstumshormonbehandlung ist jedoch bei den Patienten mit Noonan-Syndrom sehr variabel. Insbesondere Patienten, bei denen eine PTPN11-Mutation nachgewiesen werden konnte, weisen eine gewisse Wachstumshormon-Resistenz auf und könnten daher eher von einer Behandlung mit IGF-I profitieren.

Im Rahmen klinischer Studien wurde nicht nur der therapeutische Einfluss von Wachstumshormon auf die Körpergröße untersucht, sondern auch dessen metabolischen Effekte analysiert und quantifiziert. Die adjuvante Behandlung mit Wachstumshormon von Kindern mit rheumatoider Arthritis, zystischer Fibrose oder anderen chronisch-entzündlichen Erkrankungen, die trotz adäquater Behandlung der Grunderkrankung mit einer Wachstumsretardierung einhergehen, hat neben dem wachstumsfördernden Einfluss auch einen bedeutsamen anabolen Effekt und führt zu einer Verbesserung des Wachstums und des klinischen Zustands insgesamt bei guter Verträglichkeit (Bechthold et al. 2007, Schnabel et al. 2007). Die Wachstumshormonbehandlung verbesserte bei Kindern nach schweren Verbrennungen signifikant die Körpergröße, das Gewicht, die Muskel- und Knochenmasse, die Herzfunktion und die Muskelkraft. Die Patienten, die mit Wachstumshormon behandelt wurden, mussten signifikant seltener rekonstruktiven Operationen unterzogen werden als unbehandelte Patienten (Przkora 2006). Ausschließlich die metabolischen Effekte des Wachstumshormons begründen dessen zugelassene Behandlungsindikation bei Patienten mit einem Kurzdarmsyndrom und bei HIV-positiven Patienten mit einem Wasting-Syndrom.

Anschriften von Fachgesellschaften, Selbsthilfegruppen und Internet-Links

6. Anschriften von Fachgesellschaften, Selbsthilfegruppen und Internet-Links

■ **Bundesverband Kleinwüchsige Menschen und ihre Familien e.V. (BKMF e.V.)**

Leinestraße 2
28199 Bremen
Telefon: 0421-336169-0
Fax: 0421-336169-18
e-Mail: info@bkmf.de
http://www.bkmf.de/

■ **Turner-Syndrom-Vereinigung Deutschland e.V.**

Ringstraße 18
53809 Ruppichteroth
Bürozeiten: Montag von 14:00 bis 18:00 Uhr
Telefon: 02247-759750
Fax: 02247-759756
e-Mail: geschaeftsstelle@turner-syndrom.de
http://www.turner-syndrom.de/

■ **Prader-Willi-Syndrom-Vereinigung Deutschland e.V.**

Am Brückhorst 2a
29227 Celle
Telefon: 05141-3747327
http://www.prader-willi.de/

■ **Netzwerk Hypophysen- und Nebennierenerkrankungen e.V.**

Geschäftsstelle
Waldstraße 34
91054 Erlangen
Telefon: 09131-815046
Fax: 09131-815047
e-Mail: netzwerk@glandula-online.de
http://www.glandula-online.de/

■ **Bundesselbsthilfeverband Kleinwüchsiger Menschen e.V.**

Lieneschweg 46
49076 Osnabrück
e-Mail: info@kleinwuchs.de
http://www.kleinwuchs.de/

■ **Arbeitsgemeinschaft Pädiatrische Endokrinologie**

http://www.paediatrische-endokrinologie.com

■ **Deutsche Gesellschaft für Endokrinologie**

http://www.endokrinologie.net/

■ **European Society for Paediatric Endocrinology**

http://www.eurospe.org/

■ **Wachstumsvorhersage**

http://www.growthprediction.org

Literatur

7. **Literatur**

Albertsson-Wikland K, Rosberg S, Karlberg J, Groth T. Analysis of 24-hour growth hormone profiles in healthy boys and girls of normal stature: relation to puberty. J Clin Endocrinol Metab 1994;78(5):1195-201.

Bechtold S, Ripperger P, Dalla Pozza R, Bonfig W, Häfner R, Michels H, Schwarz HP. Growth hormone increases final height in patients with juvenile idiopathic arthritis: data from a randomized controlled study. J Clin Endocrinol Metab 2007;92(8):3013-8.

Chan W, Valerie KC, Chan JCM. Expression of insulin-like growth factor-1 in uremic rats: Growth hormone resistance and nutritional intake. Kidney Int 1993; 43: 790-5.

Cohen P, Rogol AD, Deal CL, Saenger P, Reiter EO, Ross JL, Chernausek SD, Savage MO, Wit JM; 2007 ISS Consensus Workshop participants. Consensus statement on the diagnosis and treatment of children with idiopathic short stature: a summary of the Growth Hormone Research Society, the Lawson Wilkins Pediatric Endocrine Society, and the European Society for Paediatric Endocrinology Workshop. J Clin Endocrinol Metab 2008; 93(11):4210-7.

Consensus Guidelines for the Diagnosis and Treatment of Growth Hormone (GH) Deficiency in Childhood and Adolescence: Summary Statement of the GH Research Society. JCEM 2000;85:990.

Consensus Statement: Management of the Child Born Small for Gestational Age through to Adulthood. A Consensus Statement of the International Societies of Pediatric Endocrinology and the Growth Hormone Research Society. JCEM 2007;92:804-810.

Diagnosis and management of growth hormone deficiency in childhood and adolescence. Part 1 Diagnosis of growth hormone deficiency. Growth Hormone & IGF Research 2001;11:137.

Diagnosis and management of growth hormone deficiency in childhood and adolescence. Part 2 Growth hormone treatment in growth hormone deficient children. Growth Hormone & IGF Research 2002;12: 323.

Baumann G, Shaw MA, Amburn K. Regulation of plasma growth hormone-binding proteins in health and disease. Metabolism 1989;38:683-89.

Blethen SL, Baptista J, Kuntze J, Foley T, LaFranchi S, Johanson A. Adult height in growth hormone (GH)-deficient children treated with biosynthetic GH. The Genentech Growth Study Group. J Clin Endocrinol Metab 1997;82(2):418-20.

Blum WF, Crowe BJ, Quigley CA, Jung H, Cao D, Ross JL, Braun L, Rappold G; SHOX Study Group. Growth hormone is effective in treatment of short stature associated with short stature homeobox-containing gene deficiency: Two-year results of a randomized, controlled, multicenter trial. J Clin Endocrinol Metab 2007;92(1): 219-28.

Burman P, Ritzén EM, Lindgren AC. Endocrine dysfunction in Prader-Willi syndrome: a review with special reference to GH. Endocr Rev 2001;22(6):787-99.

Canto P, Kofman-Alfaro S, Jimenez AL, Söderlund D, Barron C, Reyes E, Mendez JP, Zenteno JC. Gonadoblastoma in Turner syndrome patients with nonmosaic 45,X karyotype and Y chromosome sequences. Cancer Genet Cytogenet 2004;150(1):70-72.

Chernausek SD, Backeljauw PF, Frane J, Kuntze J, Underwood LE; GH Insensitivity Syndrome Collaborative Group. Long-term treatment with recombinant insulin-like growth factor (IGF)-I in children with severe IGF-I deficiency due to growth hormone insensitivity. J Clin Endocrinol Metab 2007;92(3):902-10.

Clayton PE, Cuneo RC, Juul A, Monson JP, Shalet SM, Tauber M; European Society of Paediatric Endocrinology. Consensus statement on the management of the GH-treated adolescent in the transition to adult care. Eur J Endocrinol 2005;152(2):165-70.

Davies PSW, Evans S, Broomhead S, Clough H, Day JME, Laidlaw A, Barnes ND. Effect of growth hormone on height, weight, and body composition in Prader-Willi syndrome. Arch Dis Child 1998;78:474-476.

de Zegher F, Albertsson-Wikland K, Wollmann HA, Chatelain P, Chaussain JL, Löfström A, Jonsson B, Rosenfeld RG. Growth hormone treatment of short children born small for gestational age: growth responses with continuous and discontinuous regimens over 6 years. J Clin Endocrinol Metab 2000;85(8):2816-21.

de Zegher F, Ong K, van Helvoirt M, Mohn A, Woods K, Dunger D. High-dose growth hormone (GH) treatment in non-GH-deficient children born small for gestational age induces growth responses related to pretreatment GH secretion and associated with a reversible decrease in insulin sensitivity. J Clin Endocrinol Metab 2002;87(1): 148-51.

Eiholzer U. Prader-Willi-Syndrome. Effects of human growth hormone treatment. Karger 2001.

Eiholzer U, l'Allemand D. Growth hormone normalises height prediction of final height and hand length in children with Prader-Willi Syndrome after 5 years of therapy. Horm Res 2000;53:185-192.

Ergun-Longmire B, Mertens AC, Mitby P, Qin J, Heller G, Shi W, Yasui Y, Robison LL, Sklar CA. Growth hormone treatment and risk of second neoplasms in the childhood cancer survivor. J Clin Endocrinol Metab. 2006;91(9):3494-8.

Fine RN, Stablein D, Cohen AH, Tejani A, Kohaut E. Recombinant human growth hormone post-renal transplantation in children: a randomized controlled study of the NAPRTCS. Kidney Int 2002;62(2):688-96.

Gicquel C, Le Bouc Y. Hormonal regulation of fetal growth. Horm Res. 2006;65(3):28-33.

Gohlke B, Woelfle J. Größenentwicklung und Pubertät bei deutschen Kindern- gibt es noch einen positiven säkularen Trend? Deutsches Ärzteblatt, 2009, in press.

Haffner D, Schaefer F, Nissel R, Wühl E, Tönshoff B, Mehls O. Effect of growth hormone treatment on the adult height of children with chronic renal failure. NEJM 2000;13:923-930.

Hauffa BP Normales Wachstum und Wachstumsstörungen, Georg Thieme Verlag, Stuttgart, 2008.

Hauffa BP, Schlippe G, Roos M, Gillessen-Kaesbach G, Gasser T. Spontaneous growth in German children and adolescents with genetically confirmed Prader-Willi syndrome. Acta Paediatr. 2000;89(11):1302-11.

Heinrich PC, Behrmann I, Haan S, Hermanns HM, Müller-Newen G, Schaper F. Principles of interleukin (IL)-6-type cytokine signalling and its regulation. Biochem J 2003;374(Pt 1):1-20.

Juul A, Bang P, Hertel NT, Main K, Dalgaard P, Jørgensen K, Müller J, Hall K, Skakkebaek NE. Serum insulin-like growth factor-I in 1030 healthy children, adolescents, and adults: relation to age, sex, stage of puberty, testicular size, and body mass index. J Clin Endocrinol Metab 1994;78(3):744-52.

Karlberg J. A biologically-oriented mathematical model (ICP) for human growth. Acta Paediatr Scand Suppl 1989;350:70-94.

Kaufman D. Growth hormone and renal osteodystrophy: a case report. Pediatr Nephrol 1998;12:157-9.

Kiess W. Störungen des Wachstums. In: Pädiatrische Endokrinologie. Kruse K. (Hrsg) Georg Thieme Verlag, Stuttgart. 1999:227-270

Koller EA, Stadel BV, Malozowski SN. Papilledema in 15 renally compromised patients treated with growth hormone. Pediatr Nephrol 1997;11:451-4.

Krempien B, Mehls O, Ritz E. Morphological studies on pathogenesis of epiphyseal slipping in uremic children. Virchows Arch (A) 1974;362:129-43.

Le Roith D, Bondy C, Yakar S, Liu JL, Butler A. The somatomedin hypothesis: 2001. Endocr Rev. 2001;22(1):53-74.

Leschek EW, Troendle JF, Yanovski JA, Rose SR, Bernstein DB, Cutler GB Jr, Baron J. Effect of growth hormone treatment on testicular function, puberty, and adrenarche in boys with non-growth hormone-deficient short stature: a randomized, double-blind, placebo-controlled trial. J Pediatr 2001;138(3):406-10.

Lindgren AC, Ritzén EM. Five years of growth hormone treatment in children with Prader-Willi-Syndrome. Acta Paediatr 1999;433(88):109-111.

Lupu F, Terwilliger JD, Lee K, Segre GV, Efstratiadis A. Roles of growth hormone and insulin-like growth factor 1 in mouse postnatal growth. Dev Biol 2001;229(1): 141-62.

Mahan JD, Warady BA; the Consensus Committee. Assessment and treatment of short stature in pediatric patients with chronic kidney disease: a consensus statement. Pediatr Nephrol. 2006;21(7):917-30.

Mauras N, Attie KM, Reiter EO, Saenger P, Baptista J. High dose recombinant human growth hormone (GH) treatment of GH-deficient patients in puberty increases near-final height: a randomized, multicenter trial. Genentech, Inc., Cooperative Study Group. J Clin Endocrinol Metab. 2000;85(10):3653-60.

Mehls O, Broyer M, on behalf of the European/Australian Study Group. Growth response to recombinant human growth hormone in short prepubertal children with chronic renal failure with or without dialysis. Acta Paediatr (Suppl) 1994;399:81.

Murphy VE, Smith R, Giles WB, Clifton VL. Endocrine Regulation of Human Fetal Growth: The Role of the Mother, Placenta, and Fetus. Endocrine Reviews 2006; 27:141-169.

Ohlsson C, Bengtsson BA, Isaksson OG, Andreassen TT, Slootweg MC. Growth hormone and bone. Endocr Rev 1998;19(1):55-79.

Padidela R, Camacho-Hübner C, Attie KM, Savage MO. Abnormal growth in noonan syndrome: genetic and endocrine features and optimal treatment. Horm Res 2008; 70(3):129-36.

Penn I. De novo malignancies in pediatric organ transplant recipients. Pediatr Transplant 1998;2(1):56-63.

Przkora R, Herndon DN, Suman OE, Jeschke MG, Meyer WJ, Chinkes DL, Mlcak RP, Huang T, Barrow RE. Beneficial effects of extended growth hormone treatment after hospital discharge in pediatric burn patients. Ann Surg 2006;243(6):796-801.

Ranke MB, Pflüger H, Rosendahl W, Stubbe P, Enders H, Bierich JR, Majewski F. Turner syndrome: spontaneous growth in 150 cases and review of the literature. Eur J Pediatr 1983;141(2):81-8.

Ranke MB, Price DA, Albertsson-Wikland K, Maes M, Lindberg A. Factors determining pubertal growth and final height in growth hormone treatment of idiopathic growth hormone deficiency. Analysis of 195 Patients of the Kabi Pharmacia International Growth Study. Horm Res 1997;48(2):62-71.

Ranke MB, Stubbe P, Majewski F, Bierich JR. Spontaneous growth in Turners syndrome. Acta paediatr. Scand 1988;342 (Suppl): 22-30.

Reiter EO, Price DA, Wilton P, Albertsson-Wikland K, Ranke MB. Effect of growth hormone (GH) treatment on the near-final height of 1258 patients with idiopathic GH deficiency: analysis of a large international database. J Clin Endocrinol Metab. 2006;91(6):2047-54.

Rikken B, Wit KM. Prepubertal height velocity references over a wide age range. Arch Dis Child 1992;67(10): 1277-80.

Rosenfeld RG (2006) Molecular Mechanisms of IGF-I Deficiency. Horm Res 2006;65(suppl 1):15-20.

Rotwein P, Billiard J, Woelfle J. Molecular physiology of IGF-I expression. J Pediatr Endocrinol Metab 2002;15 (5):1455-8.

Samaan NA, Freeman RM. Growth hormone levels in severe renal failure. Metab 1970;19:102-13.

Sas TC, de Muinck Keizer-Schrama SM, Stijnen T, Jansen M, Otten BJ,Hoorweg-Nijman JJ, Vulsma T, Massa GG, Rouwe CW, Reeser HM, Gerver WJ, Gosen JJ, Rongen-Westerlaken C, Drop SL. Normalization of height in girls with Turner syndrome after long-term growth hormone treatment: results of a randomized dose-response trial. J Clin Endocrinol Metab 1999;84(12):4607-12.

Sas TC, Gerver WJ, de Bruin R, Stijnen T, de Muinck Keizer-Schrama SM, Cole TJ, van Teunenbroek A, Drop SL. Body proportions during long-term growth hormone treatment in girls with Turner syndrome participating in a randomized dose-response trial. J Clin Endocrinol Metab 1999;84 (12):4622-8.

Sas T, Mulder P, Hokken-Koelega A. Body composition, blood pressure, and lipid metabolism before and during long-term growth hormone (GH) treatment in children with short stature born small for gestational age either with or without GH deficiency. J Clin Endocrinol Metab 2000;85(10):3786-92.

Schnabel D, Grasemann C, Staab D, Wollmann H, Ratjen F; German Cystic Fibrosis Growth Hormone Study Group. A multicenter, randomized, double-blind, placebo-controlled trial to evaluate the metabolic and respiratory effects of growth hormone in children with cystic fibrosis. Pediatrics 2007;119(6):e1230-8.

Schreiner F, Stutte S, Bartmann P, Gohlke B, Woelfle J. Association of the growth hormone receptor d3-variant and catch-up growth of preterm infants with birth weight of less than 1500 grams. J Clin Endocrinol Metab. 2007;92(11):4489-93.

Semerci CN, Satiroglu-Tufan NL, Turan S, Bereket A, Tuysuz B, Yilmaz E, Kayserili H, Karaman B, Duzcan F,

Bagci H. Detection of Y chromosomal material in patients with a 45,X karyotype by PCR method. Tohoku J Exp Med 2007;211(3):243-9.

Schaefer F, Chen Y, Tsao T, Nouri P, Rabkin R. Impaired JAK-STAT signal transduction contributes to growth hormone resistance in chronic uremia. J Clin Invest 2001;108:467-75.

Soriano-Guillen L, Coste J, Ecosse E et al. Adult height and pubertal growth in Turner syndrome after treatment with recombinant growth hormone. J Clin Endocrinol Metab 2005;90:5197-5204.

Tanner JM, Goldstein H, Whitehouse RH. Standards for children's height at ages 2-9 years allowing for heights of parents. Arch Dis Child 1970;45(244):755-62.

Tönshoff B, Blum WF, Mehls O. Insulin-like growth factors (IGF) and IGF binding proteins in children with chronic renal failure. Prog Growth Factor Res 1995;6: 481-91.

Tönshoff B, Blum WF, Mehls O. Serum insulin-like growth factors and their binding proteins in children with end-stage renal disease. Pediatr Nephrol 1996;10: 269-74.

Tönshoff B, Powell DR, Zhao D, Durham SK, Coleman ME, Domene HM, et al. Decreased hepatic insulin-like growth factor (IGF)-I and increased IGF binding protein-1 and -2 gene expression in experimental uremia. Endocrinology 1997;138:938-46.

Ulinski T, Mohan S, Kiepe D, et al. Serum insulin-like growth factor binding protein (IGFBP)-4 and IGFBP-5 in children with chronic renal failure: relationship to growth and glomerular filtration rate. Pediatr Nephrol 2000;14:589-97.

van der Eerden BC, Karperien M, Wit JM. Systemic and local regulation of the growth plate. Endocr Rev 2003; 24(6):782-801.

Van Pareren Y, Mulder P, Houdijk M, Jansen M, Reeser M, Hokken-Koelega A. Adult height after long-term, continuous growth hormone (GH) treatment in short children born small for gestational age: results of a randomized, double-blind, dose-response GH trial. J Clin Endocrinol Metab 2003;88(8):3584-90.

Weedon MN, Lango H, Lindgren CM et al. Genome-wide association analysis identifies 20 loci that influence adult height. Nat Genet 2008;40(5):575-83.

Woelfle J. Wachstum und Pubertätshormone: Mechanismen und Ineraktionen. In Ranke M, Doerr H (Hrsg): Hypogonadismus in der Adoleszenz -Therapien zur Optimierung von Feminisierung, Maskulinisierung und Wachstum. VWS, Auerbach, Germany. 2008.

Woelfle J, Billiard J, Rotwein P. Acute control of insulin-like growth factor-I gene transcription by growth hormone through Stat5b. J Biol Chem 2003;278(25):22696-702.

Woelfle J, Chia DJ, Massart-Schlesinger MB, Moyano P, Rotwein P. Molecular physiology, pathology, and regulation of the growth hormone/insulin-like growth factor-I system. Pediatr Nephrol 2005;20(3):295-302.

Woelfle J, Chia DJ, Rotwein P. Mechanisms of growth hormone (GH) action. Identification of conserved Stat5 binding sites that mediate GH-induced insulin-like growth factor-I gene activation. J Biol Chem 2003;278(51):51261-6.

Woelfle J, Rotwein P. In vivo regulation of growth hormone-stimulated gene transcription by STAT5b. Am J Physiol Endocrinol Metab 2004;286(3):E393-401.

www.uptodate.com (2007).

Yakar S, Rosen CJ, Beamer WG, Ackert-Bicknell CL, Wu Y, Liu JL, Ooi GT, Setser J, Frystyk J, Boisclair YR, LeRoith D. Circulating levels of IGF-1 directly regulate bone growth and density. J Clin Invest. 2002;110(6):771-81.

Abkürzungen

8. Abkürzungen

ACTH	Adrenocorticotropic Hormone
ALS	Acid Labile Subunit
CNI	Chronische Niereninsuffizienz
EGF	Epidermal Growth Factor
FAK	Focal Adhesion Kinase
FSH	Follikelstimulierendes Hormon
FGF	Fibroblast Growth factor
GFR	Glomeruläre Filtrationsrate
HESX1	Homeobox Gene Expressed In ES Cells
ICP-Modell	Infancy, Childhood, Puberty-Model (n. Karlberg)
IGF-I	Insulin-like growth factor I
IGF-II	Insulin-like growth factor II
IGFBP-1, 2, 3, 4, 5, 6	IGF-Bindungsproteine 1, 2, 3, 4, 5, 6
IGHD	Isolated Growth Hormone Deficiency = isolierter Wachstumshormon-Mangel
IHH	Indian hedgehog
IRS-1/IRS-2	Insulin Receptor Substrate 1 und 2
JAK2	Janus-Kinase-2
LGA	Large for Gestational Age
LH	Luteinisierendes Hormon
LHX3	LIM Homeobox Gene 3
MAPK	Mitogen-Activated Protein Kinases
MEK	MAP Kinase or Extracellular Signal-Regulated Kinase (ERK) Kinases
NSD	Neurosekretorische Dysfunktion
PIAS	Proteine Inhibitors of Activated STATs
PIT1/POU1F1	POU Domain, Class 1, Transcription Factor 1 / Pituitary-Specific Transcription Factor 1
PI3K	Phosphoinositide 3-Kinase
PROP1	Prophet of PIT1, Paired-like Homeodomain Transcription Factor

PTHrP	Parathormone Related Peptide
RAS	GTPase (rat sarcoma viral oncogene homologue)
RAF	Serin/Threonin-Kinase
SGA	Short for Gestational Age
SHC	SH2 and Collagen Homology Domain Containing Protein
SH2	Src Homology 2
SHOX	Short Stature Homeobox Gene
SHP	SH2-Domain-Containing Tyrosine Phosphatase
SIRPA	Signal-Regulatory Protein alpha
SOS	Son of Sevenless
SOCS	Suppressors of Cytokine Signaling
SPIGFD	Schwerer primärer IGF-I-Mangel
STAT5	Signal Transducer and Activator of Transcription 5
TSH	Thyreoidea stimulierendes Hormon
UTS	Ullrich-Turner-Syndrom
WH	Wachstumshormon
WHBP	Wachstumshormon-Bindungsprotein
WH-R	Wachstumshormon-Rezeptor

Index

Index

A
Arginin-Test 45
Auxologie 13

B
Barker-Hypothese 21

D
Dual effector hypothesis 28

I
ICP-Modell nach Karlberg 18
IGF-I
    Mangel 25
        Diagnostik 45
    Normalwerte 24
    Therapie 72
        Kontrolluntersuchungen 73
Imprinting 20, 21

K
Kleinwuchs
    Anamnese 41
    Ätiologie 34, 35
    Definition 34
    Diagnostik 40, 43
    familiärer 35
    Laboruntersuchungen 43
    nach intrauteriner Wachstumsverzögerung (SGA) 36
    Symptome 37
    Therapie 48
Knochenalter nach Greulich und Pyle 41
konstitutionelle Entwicklungsverzögerung (KEV) 34
Körperproportionen 14

L
Laron-Syndrom 37
Léri-Weill-Syndrom 36, 63

N
Noonan-Syndrom 26, 36, 37

P
Perzentilenkurven
    Gewicht 15
    Körpergröße 15
    Prader-Willi-Syndrom 66
    Ullrich-Turner-Syndrom 61
    Wachstumsgeschwindigkeit 13, 15
Prader-Willi-Syndrom 36, 37
    Therapie 65
prospektive Endgröße nach Bayley-Pinneau 41, 42

R
Russell-Silver-Syndrom 20, 36, 37

S
SHOX-Gen 29
    Defizienz 36
    Therapie 63
small for gestational age (SGA) 21, 36, 37
    Therapie 56
Somatomedin-Hypothese 27
Standard Deviation Score (SDS) 14

U
Ullrich-Turner-Syndrom 29, 36
    Therapie 59

W
Wachstum
    Genetik 30
    Kindheit 22
    normales 12
    pränatal 19
    Pubertät 22
    säkularer Trend 30
Wachstumsfuge 29
Wachstumsgeschwindigkeit 24
Wachstumshormon 24
    Bestimmung im Serum 44
    Dosierungen 48
    Rezeptor 25
        Exon 3 .... 53, 56
    Signaltransduktion 26
    Stimulationstests 45

Therapie 41, 48
    chronische Niereninsuffizienz 68
    Dosierungen 48
    Kontrolluntersuchungen 50
    Nebenwirkungen 72
    Prader-Labhardt-Willi-Syndrom 65
    Prädiktionsmodell 50, 56
    SGA 56
    SHOX-Defizienz................................63
    Ullrich-Turner-Syndrom................................59
    Wachstumshormonmangel 37
        Adoleszenz 54
        Anamnese 41
        Diagnostik.....................................43
        Genetik...30
        Pubertät 22

Z

Zielgröße nach Tanner 16

Klinische Lehrbuchreihe
... Kompetenz und Didaktik!

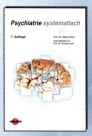
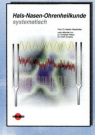
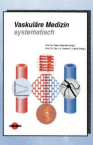
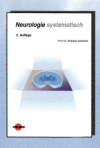
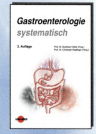
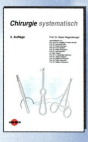
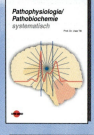
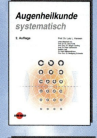
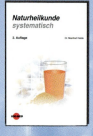
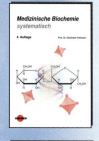
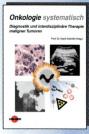
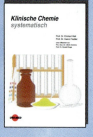
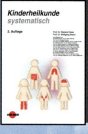
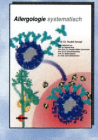
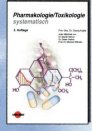
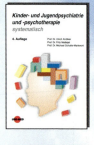
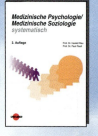
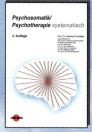
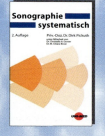
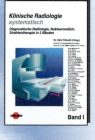
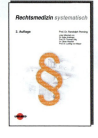
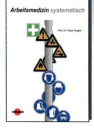
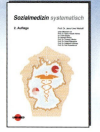
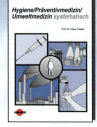
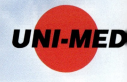